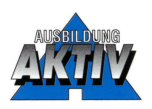

Renate Böning, Gabriele Hering

ERNÄHRUNGSLEHRE

2. überarbeitete Auflage

DK 34707

Ausbildung AKTIV
Arbeitsmappen für den berufsvorbereitenden Unterricht

Renate Böning, Gabriele Hering

ERNÄHRUNGSLEHRE

Sie finden uns im Internet unter: http://www.stam.de

DÜRR + KESSLER
Fuggerstraße 7 · 51149 Köln
Dürr + Kessler ist ein Verlag der Stam GmbH.

ISBN 3-8181-**3470**-7

© Copyright 1996: Verlag Stam GmbH · Köln
Das Werk und seine Teile sind urheberrechtlich geschützt. Jede Verwertung in anderen als den gesetzlich zugelassenen Fällen bedarf deshalb der vorherigen schriftlichen Einwilligung des Verlages.

WANDEL DER ERNÄHRUNG 1

Ernährung früher und heute

Unsere Eß- und Trinkgewohnheiten haben sich in den letzten 100 Jahren grundlegend gewandelt. Lebensmittel, die heute im Übermaß angeboten werden, waren für unsere Großeltern Luxus.
Zu diesen besonderen Lebensmitteln gehörten früher beispielsweise Zucker und Weißmehlprodukte. Auch Fleisch kam nicht täglich auf den Tisch.
Im Jahr 1890 betrug der jährliche Pro-Kopf-Verbrauch an Fleisch noch 12 kg – heute sind es bereits über 90 kg. Hauptsache es schmeckt und macht satt! Diese Einstellung kann schlimme Folgen für die Gesundheit haben.

Vor 100 Jahren 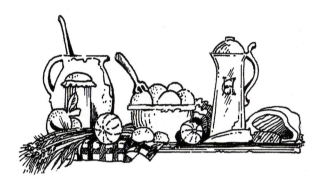 **heute**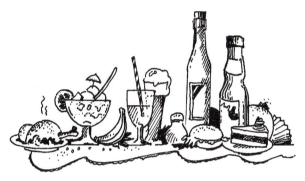

Unser heutiges reichhaltiges Nahrungsangebot allein garantiert noch keine gesunde Ernährung. Ohne umfassende Kenntnisse der Ernährungslehre sorgt es eher für Verwirrung.

Wir essen

Zuviel 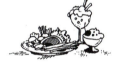   **Zu salzig**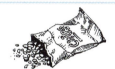

Zu fett 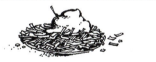   **Zu süß**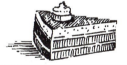

Zu wenig Ballaststoffe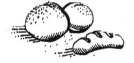

1. Schreiben Sie Ihre Lieblingsspeisen auf.

2. Was verstehen Sie unter gesunder Ernährung?

1 WANDEL DER ERNÄHRUNG

Durch den technischen Fortschritt haben sich in unserer Gesellschaft die Arbeitsbedingungen wesentlich verändert. Für gleiche Arbeitsergebnisse muß man heute meistens weniger Zeit und Kraft aufwenden als früher. Daher brauchte man z.B. um 1900 auch etwa ein Drittel mehr an „Nahrungsenergie" als heute, um die anstrengenden Arbeiten ausführen zu können.

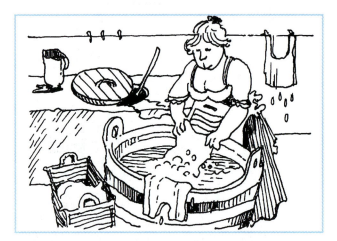
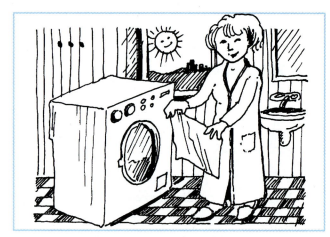

Wir haben aber unsere Ernährung nicht entscheidend verändert. Alte Rezepte wurden innerhalb der Familie weitergegeben und werden heute noch genauso zubereitet wie zu Großmutters Zeiten. Daher essen viele Menschen wie Schwerarbeiter (oder Leistungssportler) und nehmen viel mehr Nahrung zu sich als sie brauchen.

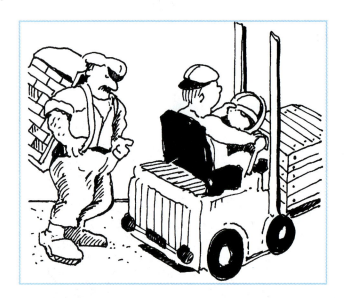
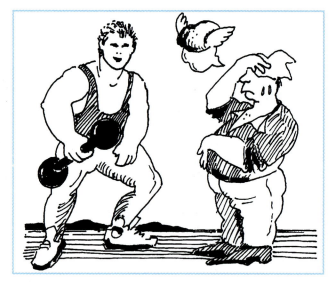

 1. Vergleichen Sie die Ernährungsgewohnheiten von früher mit den heutigen. (Verwenden Sie den nebenstehenden Speiseplan und greifen Sie auf Ihre eigenen Erfahrungen zurück.)

 2. Welche Nahrungsmittel werden heute zuviel verzehrt?

 3. Nennen Sie Beispiele aus den Bereichen der Landwirtschaft, Industrie und häuslicher Arbeit, die eine Veränderung der Arbeitsbedingungen deutlich machen.

WANDEL DER ERNÄHRUNG

früher		**1895**
Frühstück:	Roggenbrot (100 g)	kJ
	Butter (50 g)	kJ
	Marmelade (20 g)	kJ
	Honig (20 g)	kJ
	1/2 l Milch	kJ
2. Frühstück:	Roggenbrot (100 g)	kJ
	Butter (25 g)	kJ
	Leberwurst (25 g)	kJ
mittags:	Grünkohl (400 g)	kJ
	Kartoffeln (300 g)	kJ
	durchwachsener Speck (150 g)	kJ
nachmittags:	2 Stücke Rührkuchen (100 g)	kJ
Abendessen:	Reibekuchen (200 g Kartoffeln, 1 Ei, 50 g Fett)	kJ
	Butterbrote (100 g Brot, 50 g Butter)	kJ
	1/4 l Buttermilch	kJ
Gesamt-energiegehalt:		kJ

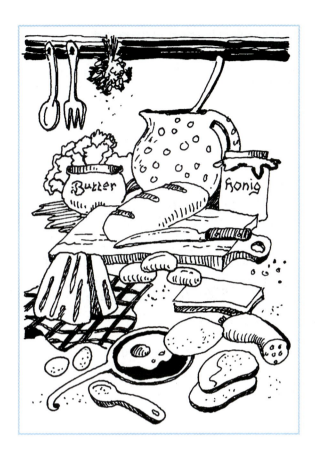

heute		**1995**
Frühstück:	2 Brötchen	950 kJ
	30 g Butter	950 kJ
	30 g Marmelade	330 kJ
	1 Ei	350 kJ
	Kaffee mit 20 g Zucker	250 kJ
2. Frühstück:	1 Stück Butterkuchen	950 kJ
	1 Dose Cola	610 kJ
mittags:	1 Bratwurst	1500 kJ
	150 g Pommes frites	1700 kJ
	Erbsen und Möhren	950 kJ
	Pudding mit Obst	950 kJ
nachmittags:	Apfelkuchen mit Sahne	2100 kJ
	Kaffee mit Zucker	250 kJ
zwischendurch:	1/2 Schokolade	1180 kJ
Abendessen:	Kartoffelsalat mit Würstchen	3220 kJ
	Tee mit Zucker	250 kJ
beim Fernsehen:	50 g Kartoffelchips	1190 kJ
Gesamt-energiegehalt:		kJ

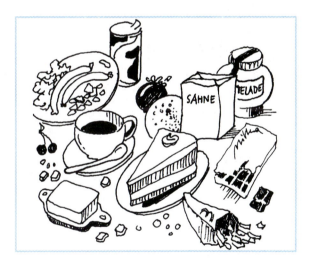

 1. Berechnen Sie mit Hilfe der Nährwerttabelle den Energiegehalt der Speisepläne. Vergleichen Sie.

2 GRUNDLAGEN DER ERNÄHRUNG

Bestandteile der Nahrung

Unsere Nahrung setzt sich aus einer Vielzahl von **Lebensmitteln** zusammen. Der eigentliche Sinn der Nahrungsaufnahme ist es, den Körper gesund und am Leben zu erhalten. Aus der Nahrung gewinnt der Körper die Energie, die er zur Aufrechterhaltung der Körpervorgänge, wie z.B. Atmung, Stoffwechsel oder Herztätigkeit, und zum Schutz vor Krankheiten sowie zur Leistungsfähigkeit benötigt.

tierisch   **pflanzlich**

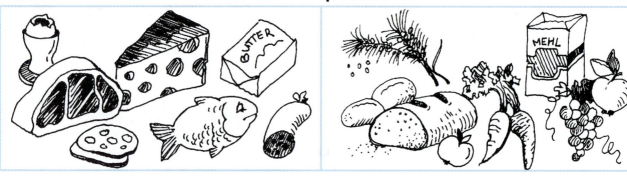

Lebensmittel sind alle Stoffe, die vom Menschen in einer beliebigen Form gegessen oder getrunken werden. Nach ihrer Bedeutung für den menschlichen Organismus werden sie in Nahrungs- und Genußmittel unterschieden.
Nahrungsmittel dienen der menschlichen Ernährung und können tierischer oder pflanzlicher Herkunft sein.
Genußmittel dienen nicht der Ernährung; sie üben nur eine anregende Wirkung aus.
Während des Verdauungsvorganges wird die Nahrung in verwertbare und unverwertbare Bestandteile aufgespalten. Alle verwertbaren Bestandteile bezeichnen wir als **Nährstoffe**. Außerdem enthalten unsere Lebensmittel **Ballaststoffe** zur Anregung der Darmtätigkeit (in pflanzlichen Lebensmitteln vorwiegend enthalten) sowie **Farb-, Duft-** und **Geschmacksstoffe**, die appetitanregend wirken (Blattgrün, Röststoffe).

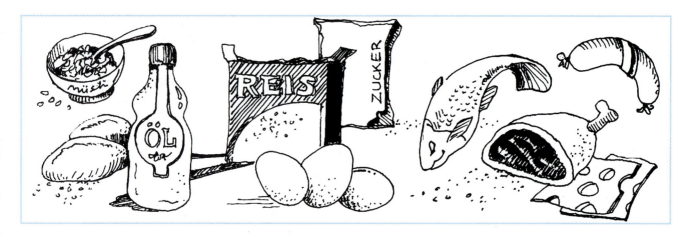

1. Ordnen Sie die Lebensmittel nach ihrer Herkunft und finden Sie je drei weitere Beispiele.

tierisch: pflanzlich:

2. Welche anregenden Getränke sind Ihnen bekannt? Beschreiben Sie ihre Wirkung.

GRUNDLAGEN DER ERNÄHRUNG — 2

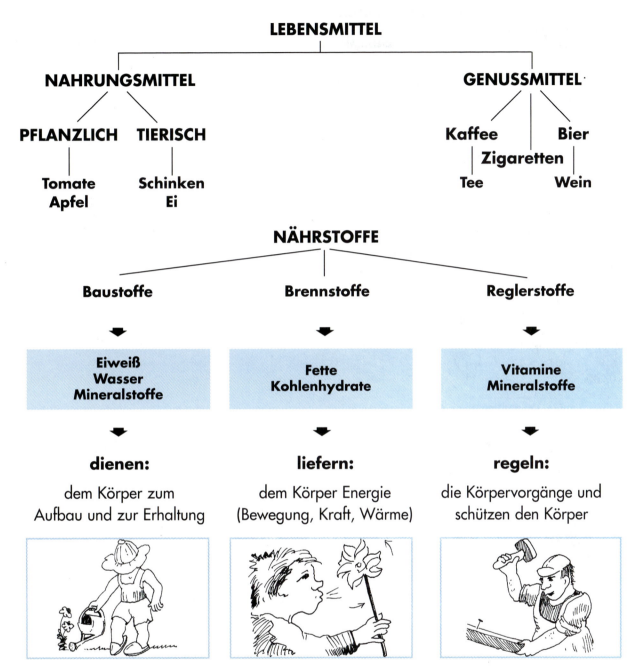

In der täglichen Nahrung des Menschen müssen enthalten sein:

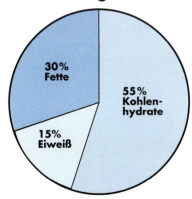

Außerdem benötigt unser Körper kleinere Mengen an Mineralstoffen und Vitaminen und ca. 2 l Flüssigkeit pro Tag.

Um gesund und leistungsfähig zu bleiben, muß jeder Mensch täglich genügend Nährstoffe aufnehmen. Die genaue Menge richtet sich nach Körpergewicht, Alter sowie körperlicher und geistiger Beanspruchung.

2 GRUNDLAGEN DER ERNÄHRUNG

Nährstoffvorkommen in Lebensmitteln

Lebensmittel:	Beispiele:	Nährstoffe:
		⇨ **Kohlenhydrate**
		⇨ **Fette**
		⇨ **Eiweiß**
		⇨ **Mineralstoffe**
		⇨ **Vitamine**

1. Welche Nährstoffe sind als Energielieferant besonders wichtig?

2. Nennen Sie Lebensmittel, die für das Wachstum besonders wichtig sind.

3. Stellen Sie einen idealen Speiseplan auf.

Frühstück: Zwischenmahlzeit:

Mittagessen: Abendessen:

GRUNDLAGEN DER ERNÄHRUNG 2

Der Gesamtenergiebedarf

Jeder Mensch hat einen täglichen **Gesamtenergiebedarf**, der sich aus dem **Grundumsatz** und dem **Leistungsumsatz** zusammensetzt.

Der **Grundumsatz** dient der Aufrechterhaltung der Körperfunktionen. Er ist der Energiebedarf bei völliger Körperruhe.

Der **Leistungsumsatz** ist die Energiemenge, die der Mensch für alle Tätigkeiten geistiger oder körperlicher Art benötigt.

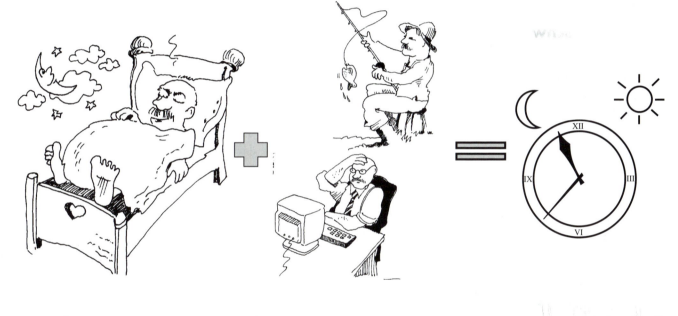

Grundumsatz   +   Leistungsumsatz   =   Gesamtenergiebedarf

Der Grundumsatz des Menschen ist im wesentlichen abhängig von seinem Alter, Geschlecht, von seiner Körpergröße und seinem Gewicht.
Der Leistungsumsatz ist abhängig von der körperlichen Betätigung. Weitere Einflußfaktoren sind zum Beispiel Streß, Außentemperatur oder Krankheit. Steigt der Leistungsumsatz, erhöht sich auch der Gesamtenergiebedarf.

Die Energie, die der Körper aus der Nahrung gewinnt, wird in Kilojoule (kJ) angegeben. Früher wurde in Kilokalorien gemessen:
1 kcal = 4,185 kJ

Die Energiezufuhr muß sich den Arbeits- und Lebensgewohnheiten anpassen. Wenn wir genausoviel Energie aufnehmen, wie wir verbrauchen, halten wir unser Gewicht.

2 GRUNDLAGEN DER ERNÄHRUNG

Richtwerte für den Energiebedarf

**Der Richtwert für den Grundumsatz:
4 kJ pro kg Körpergewicht und Stunde**

Danach beträgt der tägliche Grundumsatz eines 15jährigen Schülers mit einem Körpergewicht von 65 kg:

4 kJ · 65 kg · 24 (Stunden) = 6240 kJ

Der Richtwert für den Leistungsumsatz:
leichte Arbeit	1/3 des Grundumsatzes in kJ
mittelschwere Arbeit	2/3 des Grundumsatzes in kJ
schwere Arbeit	3/3 des Grundumsatzes in kJ

Für den 15jährigen Schüler aus unserem Beispiel ergibt sich bei leichter Arbeit folgender Gesamtenergiebedarf:

Errechneter Grundumsatz: = 6240 kJ
Leistungsumsatz (1/3 des Grundumsatzes): = 2080 kJ
Gesamtenergiebedarf: = 8320 kJ

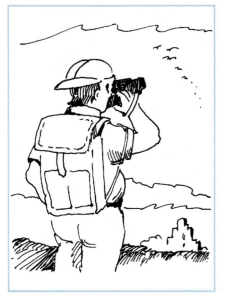
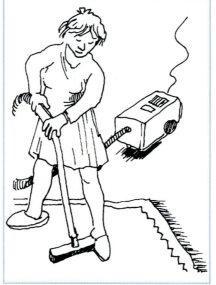
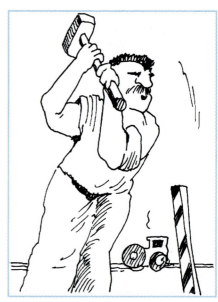

Leichte körperliche Arbeit

z.B.:

Kraftfahrer, Kraftfahrerin
Friseur, Friseurin
Lehrer, Lehrerin

Energiebedarf in etwa:
Mann: 9200 kJ
Frau: 8500 kJ

Mittelschwere körperliche Arbeit

z.B.:

Schlosser, Schlosserin,
Maler, Malerin,
Hausarbeit

Energiebedarf in etwa:
Mann: 10500 kJ
Frau: 9850 kJ

Schwere körperliche Arbeit

z.B.:

Maurer, Maurerin,
Stahlwerker, Stahlwerkerin,
Leistungssportler, Leistungssportlerin

Energiebedarf in etwa:
Mann: 14000 kJ
Frau: 13200 kJ

GRUNDLAGEN DER ERNÄHRUNG 2

Die Grundnährstoffe führen dem Körper folgende Energiemengen zu:
- 1 g Kohlenhydrate: 17,22 kJ
- 1 g Fett: 39,06 kJ
- 1 g Eiweiß: 17,22 kJ

 1. Rechnen Sie nach den Angaben von S. 10 Ihren eigenen Gesamtenergiebedarf aus.

 2. Berechnen Sie anhand Ihres Gesamtenergiebedarfs Ihren Bedarf an Grundnährstoffen. (Siehe Diagramm S. 7)

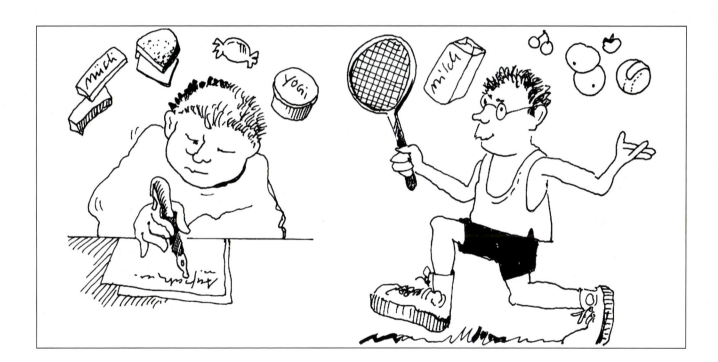

3. Nennen Sie weitere Berufe oder Tätigkeiten zu den 3 Leistungsgruppen.

leichte Arbeiten:	mittelschwere Arbeiten:	schwere Arbeiten:

2 GRUNDLAGEN DER ERNÄHRUNG

Arbeit und Freizeit

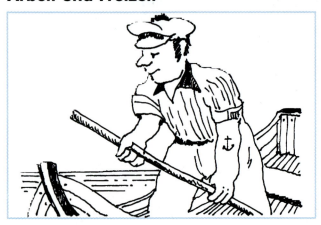 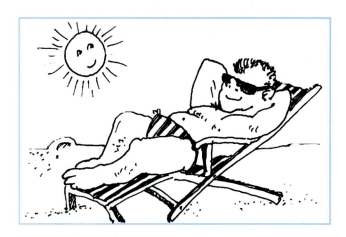

Herr Lehmann ist 37 Jahre alt, 1,82 m groß und 80 kg schwer.
Er hat bei seiner schweren Arbeit einen täglichen Energiebedarf von 15280 kJ.

Zur Zeit macht Herr Lehmann Urlaub. Sein Energiebedarf ist nun viel geringer: 10240 kJ.
Herr Lehmann ißt aber in seinem Urlaub neben den üblichen drei Mahlzeiten noch Torte und Eis und trinkt viel Cola.

Energieverbrauch durch Bewegung und Energieaufnahme durch Essen und Trinken müssen im Gleichgewicht bleiben.

Die folgende Aufstellung zeigt Richtwerte für den Energieverbrauch bei Freizeitbeschäftigungen. Sie beziehen sich auf 30 Minuten Tätigkeit.

Fernsehen	12 kJ	**Fußball**	1650 kJ
Jogging	1260 kJ	**Lesen**	40 kJ
Radfahren	390 kJ	**Schlittschuhfahren**	600 kJ
Schwimmen	700 kJ	**Tanzen**	750 kJ
Tischtennis	660 kJ	**Wandern**	450 kJ

1. Was passiert, wenn Energieverbrauch und Energieaufnahme nicht mehr im Gleichgewicht sind?

2. Was könnte Herr Lehmann tun, um Energieverbrauch und Energieaufnahme im Gleichgewicht zu halten?

KOHLENHYDRATE 3

Aufbau der Kohlenhydrate

Ein wichtiger Vertreter der Nährstoffe sind die Kohlenhydrate. Kohlenhydrate sind als Energiequelle aus unserer Kost nicht wegzudenken (siehe Seite 7 ff.). Zu den Kohlenhydraten gehören:

Zucker, Stärke, Zellulose (Ballaststoffe)

ZUCKER	STÄRKE	ZELLULOSE

Da Kohlenhydrate unterschiedlich aufgebaut sind (aus Einfach-, Doppel- oder Mehrfachzucker), ist es nicht gleichgültig, welche Kohlenhydrate wir essen.

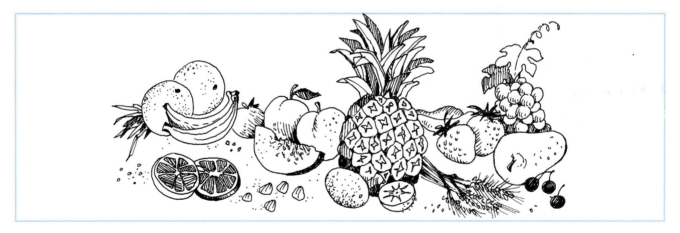

Einfach- und Doppelzucker (in Trauben- und Fruchtzucker, Haushaltszucker, Weizenmehl und Süßwaren) bringen schnell Energie, sättigen schnell, werden vom Körper aber auch rasch abgebaut, und es entsteht wieder ein Hungergefühl.

Bei **Mehrfachzucker** (in Gemüsen und Vollkornprodukten) hält die Sättigung viel länger an, da der Abbau langsamer erfolgt.

Naturbelassene Kohlenhydratlieferanten wie Kartoffeln, Vollkornprodukte, Obst und Gemüse enthalten noch andere Nährstoffe wie Vitamine, Mineralstoffe, Eiweiß und Ballaststoffe.
Dagegen sind industriell hergestellte Lebensmittel, wie z.B. unser Haushaltszucker, nur reine Energiespender.

Der tägliche Gesamtkohlenhydratbedarf sollte wegen der zusätzlichen Nährstoff- und Ballaststoffzufuhr durch verschiedene Kohlenhydratarten gedeckt werden.

3 KOHLENHYDRATE

Die Entstehung der Kohlenhydrate

Pflanzen bilden aus dem Kohlendioxid der Luft, dem Bodenwasser und mit Hilfe der Sonnenenergie **Kohlenhydrate.** Dabei wird **Sauerstoff** freigesetzt.

Pflanzen können ebenfalls durch Umformung von Kohlenhydraten Fette bilden, denn Fette bestehen aus den gleichen Elementen wie die Kohlenhydrate:

Kohlenstoff (C)   Sauerstoff (O)   Wasserstoff (H)

Durch die Bildung der Kohlenhydrate, der pflanzlichen Fette und besonders durch die Freisetzung des Sauerstoffs sind Pflanzen für unser Leben unentbehrlich.

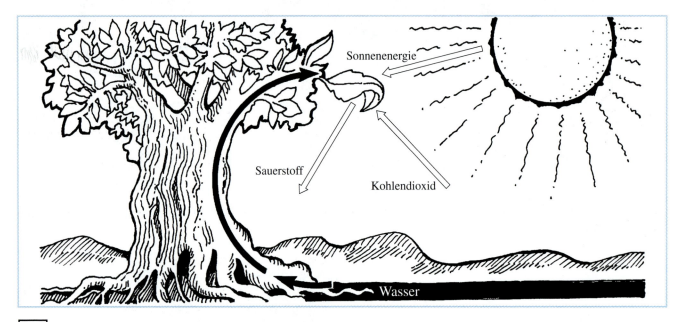

 1. Beschreiben Sie die Bildung der Kohlenhydrate mit Hilfe obiger Abbildung.

 2. Welche kohlenhydratreichen Lebensmittel sind auch reich an Vitaminen, Mineralstoffen und Ballaststoffen?

 3. Schneiden Sie aus Zeitschriften Abbildungen verschiedener kohlenhydrathaltiger Lebensmittel aus. Ordnen Sie nach energiereichen und energiearmen Lebensmitteln.

KOHLENHYDRATREICHE LEBENSMITTEL 4

Getreide und Getreideerzeugnisse

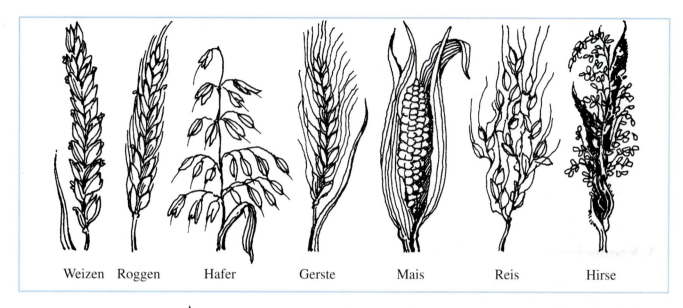

Weizen   Roggen   Hafer   Gerste   Mais   Reis   Hirse

Weizen ⇨ wichtigstes Brotgetreide, gute Backfähigkeit, Hartweizen: zur Herstellung von Gries und Teigwaren, Weichweizen: zur Herstellung von Backwaren

Roggen ⇨ Geschmack kräftiger als beim Weizen, vorwiegend beim Brotbacken verwendet, Roggenbrot bleibt länger frisch

Hafer ⇨ reich an Fetten, Eiweißen und Mineralstoffen, bekannt als Haferflocken und Hafergrütze

Gerste ⇨ geeignet zur Bierherstellung, älteste Getreideart

Mais ⇨ fettreich, in Teilen von Amerika Hauptnahrungsmittel, bei uns als Maisstärke, Maisgries, Popcorn, Gemüsemais im Handel

Reis ⇨ Anbaugebiet: Tropen und Subtropen, etwa 8000 Sorten

Hirse ⇨ Hautnahrungsmittel in Afrika, Verwendung wie Reis, wird auch zur Alkohol- und Traubenzuckerherstellung verwendet

Dinkel / Grünkern ⇨ alte Kulturform des Weizen, Grünkern ist unreif geernteter Dinkel, im Geschmack nußartig, geeignet für Bratlinge, Eintöpfe und Beilagen

Nährstoff	Vorkommen
Fett	Keimling
Stärke	Mehlkörper
Ballaststoffe	Frucht- und Samenschale
Eiweiß	Keimling
Vitamine und Mineralstoffe	Aleuronschicht und Mehlkörper

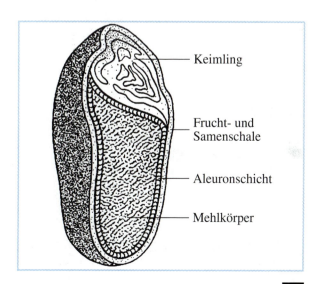

4 KOHLENHYDRATREICHE LEBENSMITTEL

Brot

Brot ist das wichtigste Getreideerzeugnis.
Die Vielfalt der Brotsorten ergibt sich aus:
Getreideart bzw. Mehlsorte, Mahltechnik, Teigbereitung, Backform und Lagerung.

Die wichtigsten Brotsorten:

1. **Roggenvollkornbrot:** Pumpernickel, Liekenbrot, Simonsbrot, Steinmetzbrot

2. **Roggenmischbrot:** Frankenlaib, Paderborner, Korbbrot

3. **Roggenbrot:** Berliner Landbrot, Schlüterbrot

4. **Weizenvollkornbrot:** Grahambrot

5. **Weizenmischbrot:** Eifeler Brot, Kasseler, Hamburger

6. **Weizenbrot:** Weißbrot, Toastbrot, Meterbrot, Viererzopf

7. **Spezialbrote:** Pumpernickel, aus Roggenschrot und Sauerteig, hat einen malz- und karamelartigen Geschmack

   Knäckebrot, aus Vollkornschrot, bei hoher Temperatur gebacken und nachgetrocknet

   Mehrkornbrot, enthält neben Weizen- oder Roggenmehl geringe Mengen an Hafer, Gerste, Hirse oder Samen und Nüsse

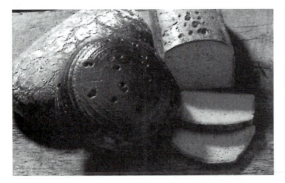

Roggenmischbrot

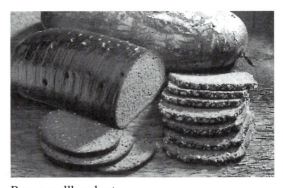

Roggenvollkornbrot

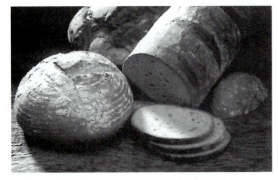

Weizenmischbrot

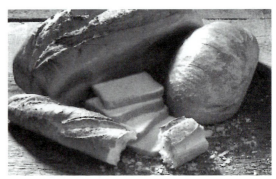

Weißbrot

Kohlenhydratreiche Lebensmittel 4

Mehlherstellung und Angebotsformen von Mehlprodukten

Zur Mehlherstellung wird das Korn geschält, d.h. es wird von den äußeren Randschichten, den Schalen und vom Keimling befreit.

Den gereinigten Mehlkörper zerkleinert eine Mühle in mehreren Stufen.

Zuerst entsteht **Schrot**, dann als Zwischenstufe **Grieß** und als letztes **sehr feines Auszugsmehl**.

Da bei der Herstellung des Auszugsmehls Fruchtschale und Keimling vorher getrennt wurden, ist das Auszugsmehl mineralstoffarm. Es ist ganz hell, weil es kaum Vitamine, Mineralstoffe, Spurenelemente und Ballaststoffe enthält; geblieben sind die kleberbindenden Eiweißstoffe des Mehlkörpers.

Mehl wird in verschiedenen Typen nach dem Anteil an Mineralstoffen angegeben. Typ 405 bedeutet z.B., daß in 100 g Mehl 405 mg Mineralstoffe enthalten sind.

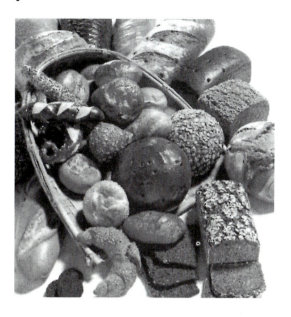

Weizenmehl

405	auch Auszugsmehl genannt, für Feingebäck und Kuchen
550	für helles Gebäck, Brötchen
812	für dunkleres Feingebäck
1050	für Graubrote
1700	Backschrot, für Schrotbrote

Roggenmehl

815	für helleres Feingebäck
997	für helle Roggenbrote
1150	für Graubrote
1370	für Grahambrot
1800	Backschrot, für Schrotbrote

Mehlschwitze

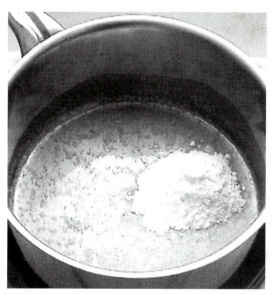

Fett zerlassen, Mehl in gleicher Eßlöffel-Menge einrühren. 40 g Fett und 30–35 g Mehl (je 2 EL voll) reichen für ½ l Sauce.

Nährwertgehalt:
100 g Weizenmehl, Typ 405 enthalten: 1506,24 kJ
100 g Roggenmehl, Typ 1150 enthalten: 1359,80 kJ

4 KOHLENHYDRATREICHE LEBENSMITTEL

Bedeutung von Vollkorn- und Weißbroten für unsere Ernährung

Vollkornbrote
(dunkle Brote)
haben einen **höheren**
- Sättigungswert
- Ballaststoffgehalt
- Eiweiß-, Vitamin- und Mineralstoffgehalt

Sie regen die Verdauung an.
Die Lagerfähigkeit ist gut.

Weißbrote
(helle Brote)
haben einen **geringeren**
- Sättigungswert
- Ballaststoffgehalt
- Vitamin- und Mineralstoffgehalt

Der häufige Verzehr kann zu Verdauungsstörungen, Übergewicht und Vitamin B1-Mangel führen.
Die Lagerfähigkeit ist vermindert, da sie schnell austrocknen.

  1. Welche Angebotsformen von Getreide und Getreideerzeugnissen finden Sie im Supermarkt, Reformhaus und im Naturkostladen?

	Bezeichnung	Preise im: Supermarkt	Reformhaus	Naturkostladen

KOHLENHYDRATREICHE LEBENSMITTEL 4

Teigwaren

Teigwaren, z.B. Nudeln, bestehen aus Getreide, Wasser und Eiern. Daraus wird ein gut formbarer Teig hergestellt.
Die Teigwarenindustrie liefert Nudeln in vielen Variationen.
Künstliche Zusätze sind bei der Herstellung verboten.
Je nach Sorte können sie natürliche Zusätze enthalten, z.B. Gewürze oder Gemüse.
Entscheidend für die Herstellung ist die Wahl des Getreides und dessen Mahlgrad.
Besonders gute (und auch teure) Teigwaren werden aus hochwertigem Grieß hergestellt, der leicht verdauliche Kohlenhydrate, Eiweiß, Vitamine und Mineralstoffe enthält.

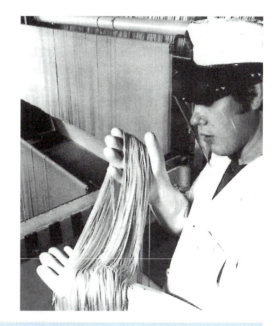

Der Anteil an Nährstoffen beträgt bei:
Kohlenhydraten	75%
Eiweiß	ca.15%
Fett	ca.3%
Mineralstoffen, Vitaminen	je 1%

100 g ungekochte Teigwaren enthalten etwa 1630 kJ

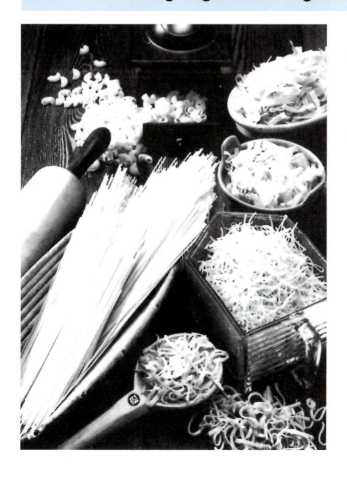

Qualitätsstufen für Teigwaren auf dem deutschen Markt

Grießnudeln oder -teigwaren sind aus Weizengrieß und Wasser ohne Zugabe von Eiern hergestellt. Sie sind von einfacher Qualität und meist von heller, blaßgelber Farbe.

Hartgrießnudeln oder -teigwaren müssen ausschließlich aus Hartweizengrieß und Wasser produziert sein. Sie haben eine intensivere bräunlich gelbe Farbe und sind von bester Qualität mit ausgezeichneten Kocheigenschaften.

Eiernudeln müssen laut Lebensmittelgesetz auf 1 kg Grieß mindestens 2 1/4 Hühnereier enthalten. Hauptsächlich verarbeiten die führenden Teigwaren-Hersteller Flüssigei (Eimasse) oder (seltener) Trockenei.

Frischei-Nudeln dürfen nur unter Verwendung frischer, im Produktionsbetrieb aufgeschlagener Eier hergestellt werden. Frischei-Nudeln gibt es in verschiedenen Qualitätsstufen.

4 KOHLENHYDRATREICHE LEBENSMITTEL

Reis

Für die Hälfte der Erdbewohner gilt Reis als **Hauptnahrungsmittel.**

Das Rispengras Reis, das bis zu 2 m hoch ragen kann, gehört wie der Weizen zu den Getreidepflanzen. Reisfelder werden in künstlichen Sümpfen oder auch an Berghängen in Form von künstlichen Terrassen angelegt.

Während der Reifezeit von 100 bis 250 Tagen müssen die Felder unter Wasser stehen. Nach der Reife wird das Wasser durch Kanäle abgelassen, das Reisgras mit den fruchttragenden Rispen wird geschnitten oder gemäht.

Der Reis benötigt mehrere Stufen der Verarbeitung, bis er verzehrt werden kann. Er wird gedroschen, geschält, d.h. die Strohhülse wird entfernt, und man erhält Cargoreis (Einfuhr überwiegend in dieser Form). Danach werden die Samenschale (Silberhaut) und der Keim (Schleifen) entfernt, der Bruchreis wird abgesiebt und der Reis poliert.

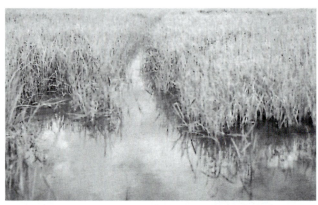
Reisanbau

Kennzeichnend für den Reis ist der **geringe Anteil an Natrium**, das Wasser bindet und der **hohe Anteil an Kalium**, das den Körper entwässert.

100 g Reis enthalten 1549 kJ, 100 g Naturreis etwas weniger, nämlich 1456 kJ.

Salzlos gegarter Reis wird häufig als **Diät- und Krankenkost** empfohlen, z.B. bei Nierenerkrankungen, Bluthochdruck, Herz- und Kreislauferkrankungen, Magen- und Darmstörungen.

Einige Angebotsformen

Naturreis (Braunreis) wird nur enthülst. Er ist reich an Vitaminen und Mineralstoffen, da er noch von den äußeren Schichten, wie Silberhaut und Aleuronschicht, umgeben ist.

Weißer Reis dagegen wird enthülst, geschält, geschliffen und poliert.

Bei beiden Reissorten unterscheiden wir **Langkornreis und Rundkornreis.**

Langkornreis, auch Brühreis oder Patnareis genannt, bleibt beim Kochen körnig und wird als Beilage und für Eintöpfe und Suppen verwendet.

Rundkornreis, auch Milchreis genannt, hat einen weichen Kern, der beim Kochen viel Stärke absondert und den Reis klebrig werden läßt. Wir verwenden ihn für Breie und Süßspeisen.

Parboiled Reis wird vor dem Schälen in einem besonderen Dampfverfahren behandelt. Vitamine und Mineralstoffe der Außenschicht werden dabei ins Innere des Reiskorns gebracht. Durch diese Behandlung verkürzt sich die Garzeit und der Reis bleibt körnig.

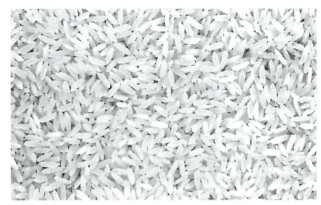
Langkornreis

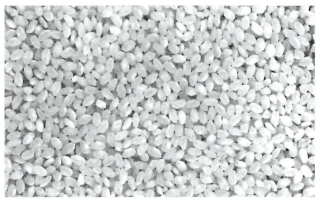
Rundkornreis

KOHLENHYDRATREICHE LEBENSMITTEL 4

Kartoffeln

Auf Ihren Eroberungszügen in Südamerika entdeckten die Spanier im 16. Jahrhundert die Kartoffelkulturen der Inkas und brachten die Kartoffel mit nach Europa. Etwa 200 Jahre später baute man sie auch bei uns an. Im Laufe der Zeit ist sie zu einem Grundnahrungsmittel geworden.

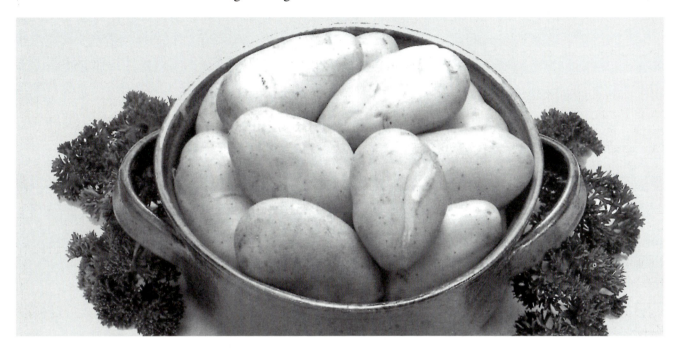

Da jahrelang behauptet wurde, Kartoffeln machen dick, ging der Kartoffelkonsum in den vergangenen 40 Jahren um etwa die Hälfte zurück. Inzwischen wissen wir aber, daß sie keine Dickmacher sind.

100 g Kartoffeln enthalten nur 355 kJ.

Die Art der Zubereitung beeinflußt natürlich den Energiegehalt. Bratkartoffeln und Pommes frites haben durch ihre Zubereitung mit viel Fett einen wesentlich höheren Joule-Gehalt als Salz- oder Pellkartoffeln. Auch Kartoffelsalat mit Mayonnaise ist nicht gerade ein Schlankmacher.

Besonders wertvoll ist die Kartoffel durch ihren **hohen Vitamin-C-Gehalt**. Sie enthält außerdem wichtige **Mineralstoffe** (vor allem Kalium), **Eiweiß** und **Ballaststoffe**. Diese wertvollen Bestandteile bleiben am besten erhalten, wenn man die Kartoffel mit der Schale kocht.

Am häufigsten wird die Kartoffel als Salzkartoffel verzehrt, jedoch sind die Arten der Zubereitung sehr vielfältig, z.B.:

Kochen/Dünsten:	Pell- und Salzkartoffeln, Kartoffelbrei
Braten:	Bratkartoffeln, Gratin
Fritieren:	Pommes frites, Kroketten, Herzoginkartoffeln (aus Brei)

Die Sorten

Zur Zeit gibt es in Deutschland über 100 Kartoffelsorten mit unterschiedlichen Kocheigenschaften:

Festkochend: platzen nicht auf, feinkörnig und feucht, geeignet für Kartoffelsalat, Salz-, Pell- und Bratkartoffeln.

Mehligkochend: trockener, grobkörnig, platzen stärker auf, geeignet für Püree, Klöße, Puffer, Suppen und Eintöpfe.

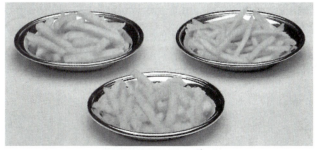

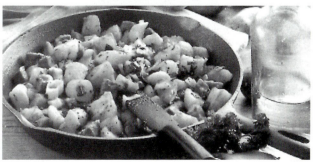

4 KOHLENHYDRATREICHE LEBENSMITTEL

Aufgaben:

1. Nennen Sie Ihnen bekannte Nudelsorten und deren Verwendung.

2. Beschreiben Sie ein Nudelgericht.

3. Vergleichen Sie Lang- und Rundkornreis hinsichtlich der Verwendung im Haushalt.

4. Notieren Sie ein Reisgericht unter Zuhilfenahme von Kochbüchern.

5. Welche Kartoffelsorte eignet sich für welches Gericht? Lassen Sie sich auf dem Wochenmarkt beraten.

6. Sammeln Sie in Zeitschriften Rezepte für Kartoffelgerichte.

KOHLENHYDRATREICHE LEBENSMITTEL 4

Zucker

Zucker ist ein Kohlenhydrat, das aus der Zuckerrübe oder aus dem Zuckerrohr gewonnen wird. Bei der Zuckergewinnung aus Rüben wird zunächst mit Wasser der Zucker aus den kleingeschnittenen Teilen der Zuckerrübe herausgespült. Danach wird der Zuckersaft in mehreren Stufen eingedickt und mit Hilfe von Zentrifugen kristallisiert. Der entstandene Rohzucker (brauner Zucker) wird durch Dampf von Sirupresten befreit; es entsteht „Weißzucker"-Raffinade.

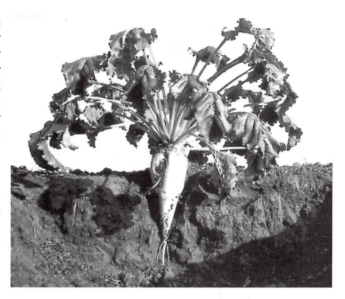

Unser **Haushaltzucker** (Sacharose) ist nicht der einzige Zucker in unserer Nahrung. In ihr sind noch viele andere Zuckerarten enthalten:
Z.B.: **Traubenzucker** (Glucose), **Fruchtzucker** (Fructose), **Milchzucker** (Lactose), **Malzzucker** (Maltose).

Der Energiegehalt ist bei allen Zuckerarten gleich groß. Unterschiedlich ist nur die Süßkraft: 100 g enthalten 1720 kJ

Die Nahrungskohlenhydrate werden unterteilt in:
Einfachzucker ⟶ Traubenzucker, Fruchtzucker
Doppelzucker ⟶ Haushaltszucker, Malzzucker, Milchzucker
Vielfachzucker ⟶ Stärke, Cellulose, Glykogen

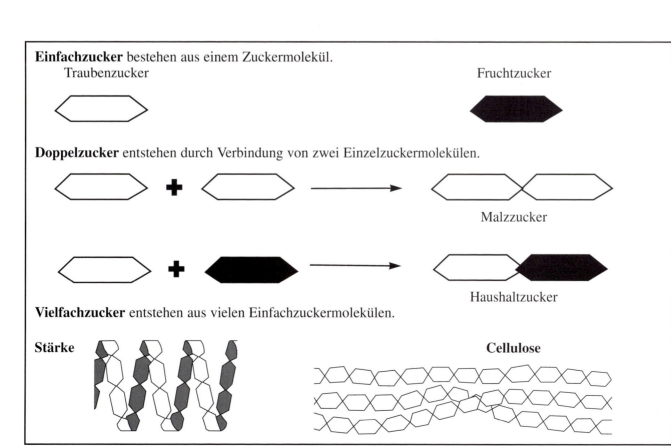

4 KOHLENHYDRATREICHE LEBENSMITTEL

Ballaststoffe

Der Ausdruck Ballaststoffe stammt aus einer Zeit, in der diese Stoffe als belastend und überflüssig angesehen wurden. Heute wissen wir, daß diese unverdaulichen, vorwiegend pflanzlichen Faserstoffe (z.B. Cellulose) wichtige Bestandteile unserer Nahrung sind.

Ballaststoffe

- regen die Kautätigkeit und Darmbewegungen an, beschleunigen den Transport der Nahrung und verhindern Verstopfungen
- dienen der Gesundheit der Zähne, da sie besonders gut gekaut werden müssen und so das Zahnfleisch massiert wird
- führen dazu, daß man sich mehr Zeit beim Essen nimmt, die Speisen werden gut für den Magen vorbereitet
- bleiben durch ihr Quellvermögen länger im Magen und das Sättigungsgefühl hält länger an (Vorteil für die schlanke Linie)
- verlangen mehr Energie vom Körper, um die Nahrung zu verdauen, haben aber selbst einen geringen Energiegehalt

Bedarf:
Täglich mindestens 30 g Ballaststoffe

Ballaststoffe gehören zur gesunden Ernährung. Deshalb jeden Tag Obst und Gemüse, mehr Getreideprodukte und Hülsenfrüchte auf den Speiseplan.

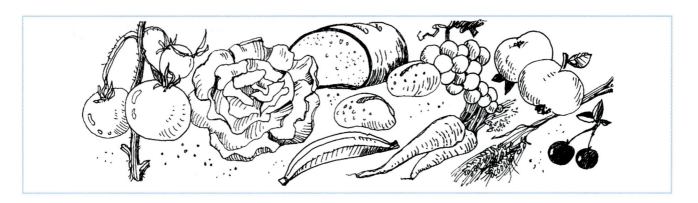

 1. Nennen Sie ballaststoffreiche Lebensmittel.

 2. Warum ist es besser, einen ungeschälten als einen geschälten Apfel zu essen? Machen Sie Vorschläge für ein ballaststoffreiches Frühstück!

Fette 5

Fett als Energielieferant

Fett gehört zu den Grundnährstoffen. Der Energiegehalt ist mit 39 kJ pro Gramm doppelt so hoch wie der von Kohlenhydraten und Eiweiß.

Fett ist aber nicht nur Energiespender. Es führt dem Körper die lebenswichtigen (**essentiellen**) Fettsäuren zu und transportiert die fettlöslichen Vitamine A, D, E und K aus dem Darm in den Blutkreislauf.

wir unterscheiden:

tiersche Fette	pflanzliche Fette
Butter	Sonnenblumenöl
Schweineschmalz	Margarine
Speck	Olivenöl

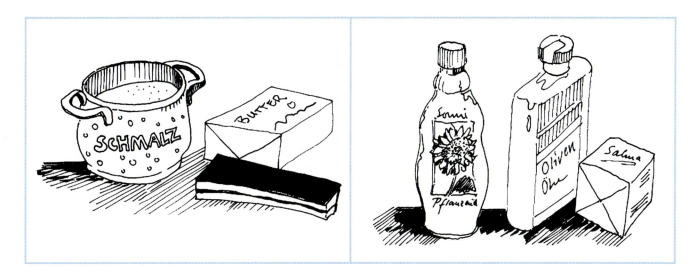

Jeder Mensch benötigt täglich eine bestimmte Menge an Fett. Sie sollte **70 g am Tag** nicht überschreiten. Da viele Lebensmittel, wie Wurst, Käse, Sahne, Eigelb, Nüsse usw., **versteckte Fette** enthalten, nehmen viele Menschen mehr als die empfohlene Menge zu sich, oft über das doppelte. Folgen sind Übergewicht und gesundheitliche Probleme.

> **Der tägliche Fettbedarf beträgt 30 % des Gesamtenergiebedarfs.**
> **1 g Fett = 39 kJ**
> **Zuviel Fett macht auf die Dauer nicht nur dick, sondern auch krank!**

1. Nennen Sie weitere tierische und planzliche Fette!

Tierische Fette	Pfanzliche Fette

5 FETTE

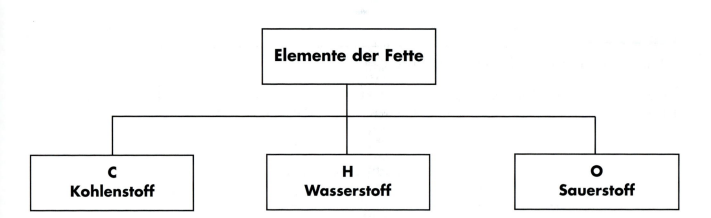

Aus einer Verbindung dieser Elemente entstehen die Grundbausteine der Fette: Glycerin und drei verschiedene Fettsäuren.

Wir unterscheiden: **gesättigte und ungesättigte Fettsäuren**. Die ungesättigten Fettsäuren gelten als die gesünderen. Sie sind überwiegend im Pflanzenfett und Fischfett enthalten. Je mehr gesättigte Fettsäuren enthalten sind, umso fester ist das Fett. Pflanzliches Fett ist daher weniger fest, oft sogar flüssig.

Die wichtigste essentielle Fettsäure ist die **Linolsäure**. Sie gehört zu den mehrfach ungesättigten Fettsäuren. Linolsäure kann im Körper nicht aufgebaut werden, sondern muß mit der Nahrung zugeführt werden. Ein Mangel an essentiellen Fettsäuren führt zu schweren Stoffwechselstörungen. Tierische Fette enthalten kaum essentielle Fettsäuren. Sie werden hauptsächlich in **Pflanzen, Algen, Fischen und Meeressäugetieren** gebildet.
Pflanzliche Öle sind deshalb besonders reich an Linolsäure.

   Gewinnung aus: Nüssen, Sonnenblumenkernen, Oliven, Kokos, Leinsamen u.a.

   Herstellung durch: Erhitzen
            Kaltpressen
            - Duft- und Geschmacksstoffe bleiben erhalten
            - nicht sehr lange haltbar
            - nicht zum Braten geeignet

 1. In der Grafik auf S. 27 sehen Sie verschiedene Lebensmittel. Warum spricht man bei einigen von versteckten Fetten? Nennen Sie weitere Beispiele.

 2. Nennen Sie Krankheiten, von denen Sie wissen, daß sie durch Übergewicht begünstigt werden.

 3. Welche sichtbaren Fette kennen Sie?

FETTÄHNLICHE STOFFE

Cholesterin ist der bekannteste Vertreter dieser Gruppe. Es ist ein lebensnotwendiger fettähnlicher Stoff. Andere Vertreter sind z.B. Lecithin und Carotin.

Hauptlieferanten des Cholesterin sind:

- Schweineschnitzel	100 g =	70 mg
- Wurst/Schinken	100 g =	85 mg
- Aal	100 g =	100 mg
- Muscheln	100 g =	100 mg
- Gouda-Käse	100 g =	114 mg
- Mayonnaise (80% Fett)	100 g =	142 mg
- Krabben	100 g =	150 mg
- Butter	100 g =	240 mg
- Ei	1 =	290 mg
- Kalbsleber	100 g =	350 mg

Vergleichen Sie dazu:

- Eiweiß	1 =	0 mg
- Vollkornnudeln	100 g =	0 mg
- Speisequark, mager	100 g =	1 mg
- Buttermilch	100 g =	4 mg
- Joghurt (fettarm)	100 g =	5 mg

Ohne Cholesterin gäbe es keine geregelte Verdauung, kein normales Wachstum, keine Knochenbildung.
Unsere Körperzellen sind in der Lage, körpereigenes Cholesterin zu bilden. Das körpereigene Produkt deckt unseren Bedarf zu 90%. Es kann also nie zu einem Mangel kommen. Ein Überschuß ist möglich, wenn zuviel Cholesterin mit der Nahrung aufgenommen wird. Außerdem wird die Eigenproduktion verringert.
Cholesterin beschleunigt die Kalkablagerungen in den Gefäßen. Arteriosklerose und damit Herz- und Kreislauferkrankungen sind die Folgeerscheinungen.

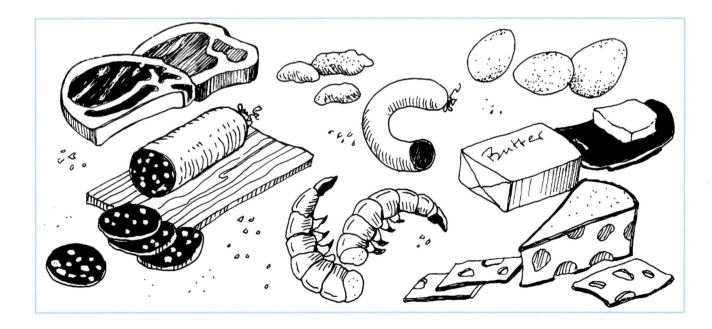

**Nur 1/3 des täglichen Energiebedarfs in Form von Fett aufnehmen;
davon 1/3 durch tierische Fette.
Täglich nicht mehr als 300 – 700 mg Cholesterin.**

7 EIWEISSE

Vorkommen

Während Kohlenhydrate und Fette in der Hauptsache zur Erhaltung der Energie und zur Sicherung der Körperwärme erforderlich sind, ist Eiweiß der wichtigste Baustein der Zellen. Der menschliche Körper baut daraus z.B. Muskeln und Hormone auf.
Eiweiß wird vom Körper ständig abgebaut und muß daher laufend durch die Nahrung ergänzt werden.
Eiweiß kommt in tierischen und pflanzlichen Nahrungsmitteln vor.

Tierische Eiweißlieferanten: Fleisch, Fisch, Eier, Milch, Milchprodukte
Pflanzliche Eiweißlieferanten: Hülsenfrüchte, Nüsse, Getreide, Kartoffeln

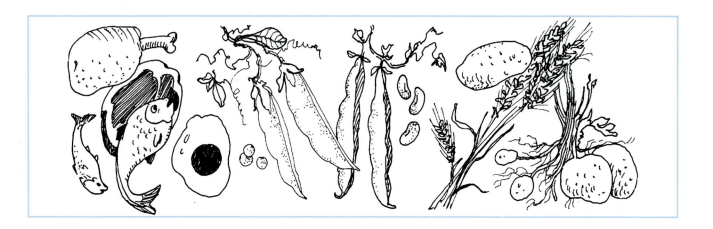

Die Bausteine der Eiweiße sind Aminosäuren. Von den 22 Aminosäuren sind acht essentiell (lebensnotwendig). Sie müssen dem Körper mit der Nahrung zugeführt werden, da im Körper selbst keine essentiellen Aminosäuren hergestellt werden können.
Um Körpereiweiß aufzubauen, muß das Eiweiß, das wir zu uns nehmen, alle essentiellen Aminosäuren enthalten.

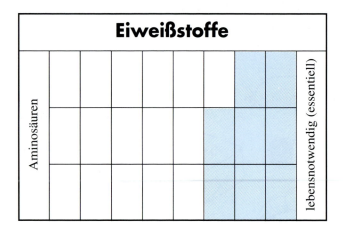
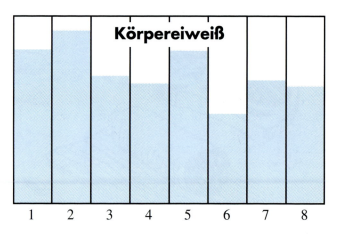

Sind alle essentiellen Aminosäuren in der Nahrung enthalten, bestimmt die am wenigsten vorhandene Aminosäure den Ausnutzungsgrad aller anderen.
Fehlt in der Nahrung eine der lebensnotwendigen Aminosäuren, kann der Körper die anderen nicht verwerten.

**Die Qualität der Eiweißnahrung wird bestimmt von der begrenzenden (am wenigsten vorhandenen) Aminosäure. Man spricht von biologischer Wertigkeit.
Sie gibt an, wieviel Gramm Körpereiweiß aus 100 g Nahrungseiweiß aufgebaut werden können.**

EIWEISSE 7

Der Aufbau des tierischen Eiweißes ist dem unseres Körpers ähnlich. Die Ausnutzung des Hühnerei-Eiweißes (biologische Wertigkeit) für den Aufbau des Körpereiweißes liegt bei ca. 95 %, das Weizenmehleiweiß hat dagegen nur eine Wertigkeit von 35 %.

Deshalb gibt es die Möglichkeit, verschiedene pflanzliche und tierische Eiweißquellen miteinander zu kombinieren, z.B. durch gemischte Kost. Die essentiellen Aminosäuren können so gemeinsam zum Aufbau des Körpereiweißes verwendet werden. Die biologische Wertigkeit der einzelnen Eiweißstoffe wird durch andere erhöht, bzw. ergänzt.

	Milch, Milch-Prod.	Eier	Brot, Getreide	Mais	Kartoffeln	Hülsenfrüchte	Nüsse, Samen
Milch, Milch-Prod.							
Eier							
Brot, Getreide							
Mais							
Kartoffeln							
Hülsenfrüchte							
Nüsse, Samen							

 1. Jedes Kreuz, das Sie setzen können, entspricht einer solchen Kombination. Finden Sie entsprechende Gerichte!

Richtwerte für die Eiweißversorgung:
Erwachsene etwa 1g Eiweiß pro kg Körpergewicht
Jugendliche etwa 1,5 g pro kg Körpergewicht
Säuglinge etwa 3 g pro kg Körpergewicht

Eine Unterversorgung mit Eiweiß hat gesundheitliche Auswirkungen (z.B. in den Entwicklungsländern). Stoffwechsel- und Wachstumsstörungen, Haut- und Haarkrankheiten sind die Folgen. Auch kann die geistige Entwicklung zurückbleiben.
Eine Überversorgung mit Eiweiß (durch zu hohen Fleisch- und Wurstkonsum) hat Folgen: Zuviel Eiweiß belastet die Nieren und es können Gichterkrankungen auftreten.

 2. Wieviel Prozent der Gesamtenergiemenge sollte durch Eiweiß gedeckt werden?

 3. Berechnen Sie Ihren eigenen Eiweißbedarf.

 4. Begründen Sie den unterschiedlichen Eiweißbedarf in den verschiedenen Altersgruppen.

8 EIWEISSHALTIGE LEBENSMITTEL

Milch

Milch ist ein Grundnahrungsmittel und spielt als Eiweißlieferant und Vitaminquelle eine wichtige Rolle.

1/2 l Vollmilch deckt den Tagesbedarf an tierischem Eiweiß

In 100 g Trinkmilch mit 3,5 % Fett sind enthalten:

Eiweiß (3,5 g)

Fett (3,5 g)

Kohlenhydrate (5 g) (Milchzucker)

Wasser (ca. 87 g)

Mineralstoffe (0,43 g)

Vitamin A

Vitamin B

Vitamin C

Vitamin D

(In wenigen mg)

Energiewert 276 kJ

Da Rohmilch leicht verderblich ist, gibt es verschiedene Verfahren der Haltbarmachung:

Pasteurisierte Milch	Ultrahocherhitzte Milch	Sterilisierte Milch
Die Milch wird nur kurz erhitzt und danach sofort abgekühlt. Dabei werden Keime abgetötet. (Kurzzeiterhitzen: in 15-30 s auf 71-74 °C; Hocherhitzen: in 4 s auf 85 °C.)	Die pasteurisierte Milch wird in 1 s auf 135-150 °C erhitzt. Dabei sterben sämtliche Keime ab, Vitamine werden teilweise zerstört (H-Milch).	Die Milch wird 10-20 min im Sterilisationsverfahren bis 120 °C erhitzt. Alle Keime und Vitamine werden abgetötet, geschmackliche Einbußen treten auf.
Haltbarkeit: 3-5 Tage im Kühlschrank	**Haltbarkeit:** ca. 6 Wochen ungekühlt	**Haltbarkeit:** mehrere Monate ungekühlt

Milch und Milchprodukte sollten auf keinem Speiseplan fehlen. Sie sind nicht nur wichtige Eiweißlieferanten, sondern enthalten Nähr- und Geschmacksstoffe, die für den Aufbau, Erhalt und Schutz unseres Körpers wichtig sind.

1. Nennen Sie fünf Milchprodukte.

2. Warum sollte man täglich 1/2 l Milch trinken?

EIWEISSHALTIGE LEBENSMITTEL 8

Das Hühnerei

Das Hühnerei ist nicht nur als Eiweißlieferant für uns ein hochwertiges und in der Zubereitung vielseitig verwendbares Nahrungsmittel. Das Ei besteht aus **Eidotter** (Eigelb), **Eiklar** (Eiweiß) und der **Eischale**. Besonders das Eigelb enthält wichtige Vitamine und Mineralstoffe, aber auch viel Cholesterin.

Der Frischezustand des Hühnereis ist wichtig für dessen Eigenschaften.

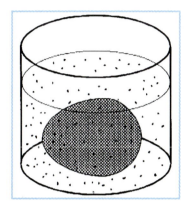 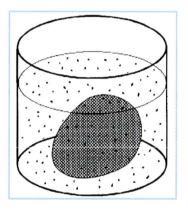 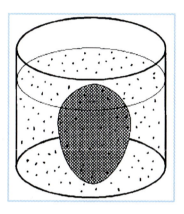

Ein frisch gelegtes Ei schwimmt nicht. Wenn man es ins Wasser legt, sinkt es zu Boden.

Bei einem etwa 7 Tage alten Ei hat sich die Luftkammer am dicken Ende vergrößert. Die Luft unter der Schale läßt das Ei an diesem Ende hochsteigen.

Das zwei bis drei Wochen alte Ei hat soviel Luft unter der Schale, daß es mit dem dicken Ende fast senkrecht aufsteigt.

Nährwerttabelle eines Hühnereis von 60 g

Eiweiß	6,81 g
Fett	5,91 g
Kohlenhydrate	0,37 g
Vitamin A	0,12 mg
Vitamin B1	0,05 mg
Vitamin B2	0,16 mg
Calcium	29,57 mg
Phosphor	114,05 mg
Natrium	76,03 mg
Eisen	1,11 mg
Energie	369 kJ

Gewichtsklassen

Eier werden in sieben verschiedene Gewichtsklassen (70-45 g) unterteilt:

Klasse 1	70 g und mehr
Klasse 2	unter 70 bis 65 g
Klasse 3	unter 65 bis 60 g
Klasse 4	unter 60 bis 55 g
Klasse 5	unter 55 bis 50 g
Klasse 6	unter 50 bis 45 g
Klasse 7	unter 45g.

 1. Würden Sie täglich ein Frühstücksei essen? Begründen Sie Ihre Meinung!

 2. Nennen Sie verschiedene Eierspeisen!

8 EIWEISSHALTIGE LEBENSMITTEL

Fleisch

Ein weiterer wichtiger Lieferant von tierischem Eiweiß ist Fleisch. Es enthält etwa 10–20% Eiweiß, 3–40% Fett, 0–4% Kohlenhydrate und ca. 1% Vitamine und Mineralstoffe. Der Restbestandteil ist Wasser.

Die am häufigsten verwendeten Fleischsorten, die in verschiedenen Formen zubereitet werden, sind bei uns Schweinefleisch und Rindfleisch.

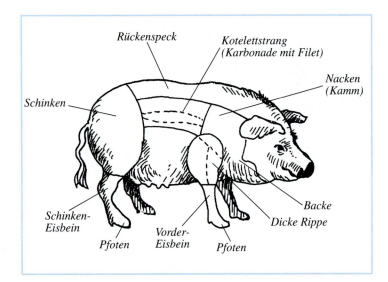

Schweinefleisch

Schweinefleisch hat normalerweise eine blaßrosa Farbe – bei älteren Tieren ist sie etwas dunkler. Es ist reichlich von Fett durch- bzw. umwachsen. Auch magere Muskelzellen haben einen hohen Fettanteil.

Schweinefleisch ist zarter als Rindfleisch und braucht nicht abzuhängen, sondern kann auch frisch zubereitet werden.
Schinken und Rücken liefern besonders zarte und magere Braten, die allerdings eine dünne Fettschicht behalten sollten, damit das Fleisch beim Braten nicht zu trocken wird.

Die Teile werden folgendermaßen verwendet:

Nacken zum Schmoren (Nackenbraten, Gulasch)
Dicke Rippe und **Schulter** zum Kochen (Suppen und Eintöpfe)
Hüfte zum Braten und Schmoren (Gulasch, Geschnetzeltes)
Filet zum Braten, Schmoren und Kurzbraten (Filetbraten, Geschnetzeltes, Medaillons)
Stielkotelett/ Filetkotelett zum Braten und Grillen
Oberschale zum Schmoren, Grillen und Kurzbraten (Schweinebraten, Rouladen, Schnitzel)

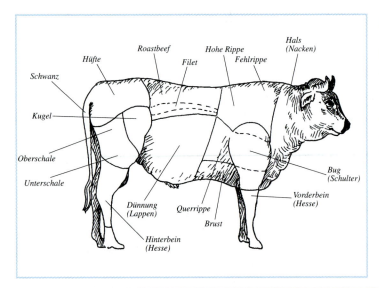

Rindfleisch

Rindfleisch ist mittelrot mit hellen Fettadern (jüngere Tiere) bis braunrot mit gelblichen Fettadern (ältere Tiere). Das Fleisch der älteren Tiere sollte hauptsächlich zum Kochen verwendet werden. Rindfleisch sollte etwa zwei Wochen nach dem Schlachten im Kühlhaus abhängen, um zarter und leichter verdaulich zu werden.

Für folgende Gerichte werden die einzelnen Fleischteile verwendet:

Sauerbraten: aus dem Schulterstück
Rouladen: aus der Keule oder Schulter
Steaks: aus Filet oder Roastbeef, bei jungen Tieren auch aus Keule oder hohe Rippe
Kochfleisch: aus Beinscheiben, Bruststücken, Lappen und Flachrippe, oft preisgünstig

EIWEISSHALTIGE LEBENSMITTEL   8

Wurstwaren

Wurstwaren werden nach der Art ihrer Herstellung und Haltbarmachung unterschieden:

Dauerwurst: Wurstmasse wird naturbelassen und gewürzt, kaltgeräuchert oder luftgetrocknet
lange Haltbarkeit, außer bei Mett- und Teewurst
z.B. **Salami, Cervelatwurst, Mett- und Teewurst**

Brühwurst: Wurstmasse wird gebrüht und teils geräuchert,
zum alsbaldigen Verzehr bestimmt
z.B. **Jagdwurst, Mortadella, Bierschinken, Bockwurst, Wiener Würstchen, Bratwurst**

Kochwurst: Wurstmasse aus Innereien, Fleisch, Speck, Blut usw. wird vorgegart und nach Abfüllen
nochmals gebrüht, gekocht oder geräuchert,
kurze Haltbarkeit bei kühler Lagerung
z.B. **Leberwurst, Blutwurst, Sülzwurst**

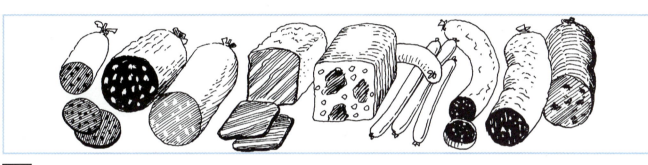

 1. Schreiben Sie je ein Rezept mit Schweinefleisch und ein Rezept mit Rindfleisch auf.

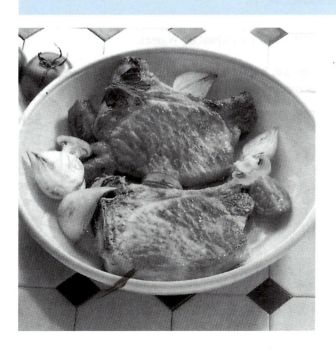
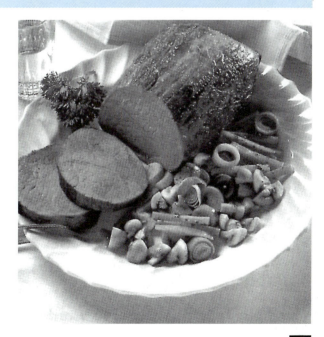

8 EIWEISSHALTIGE LEBENSMITTEL

Fisch

Fisch ist ein hochwertiges Nahrungsmittel. Außer Eiweiß enthält Fisch reichlich Vitamine und Mineralstoffe sowie das Spurenelement Jod.

Je nach Art ihres Lebensraumes teilt man die Fische in **See-** und **Süßwasserfische** ein.
Außerdem unterscheidet man **Fett-** und **Magerfische**.

Süßwasserfische	Seefische

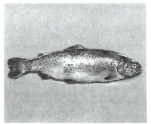 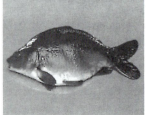

Forelle   *Karpfen*

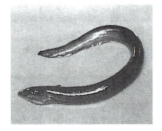

Aal

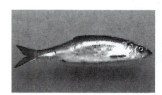 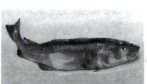

Hering   *Kabeljau*

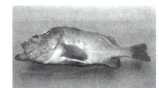 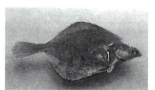

Rotbarsch   *Scholle*

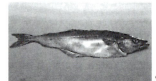

Seelachs

 1. Nennen Sie weitere See- und Süßwasserfische.

Beim Fischkauf muß man unbedingt auf die Frische achten. Frischen Fisch erkennt man an der straffen Haut, den roten Kiemen, den klaren Augen; außerdem dürfen keine Druckstellen zu sehen sein.

 2. Welche Fischsorten sind jetzt im Angebot?

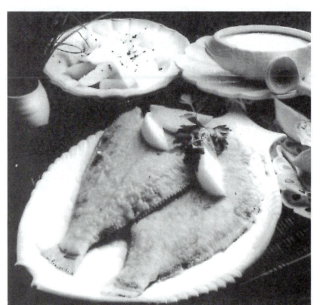

Eiweisshaltige Lebensmittel 8

Hülsenfrüchte

Hülsenfrüchte sind die eiweißreichsten pflanzlichen Lebensmittel. Sie enthalten wenig Fett, aber reichlich Ballaststoffe, Mineralstoffe und Vitamine. Die bei uns gebräuchlichsten Hülsenfrüchte sind Erbsen, Bohnen und Linsen. Sie werden in geschälter und ungeschälter Form angeboten. Ungeschälte Hülsenfrüchte sind leichter verdaulich und garen schneller. Sie enthalten aber weniger Ballaststoffe, Minerale und Vitamine als die geschälten.
Durch die Ergänzung von Ei-, Milch- und Getreideeiweiß erhöht sich die biologische Wertigkeit des Eiweißes der Hülsenfrüchte.

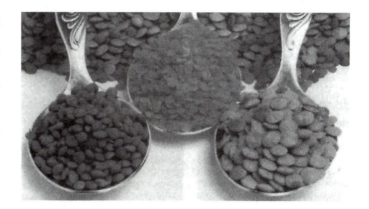

Durchschnittlicher Nährstoffgehalt:
Eiweiß: 25%
Fett: 1-3%
Kohlenhydrate: 65% (Stärke und Ballaststoffe)
Mineralstoffe: reich an Calcium, Kalium und Magnesium
Vitamine: reich an Vitamin B1 und E

Verwendung:
– als Gemüsebeilage, Eintöpfe

Verarbeitung:
– verlesen und waschen,
– über Nacht einweichen,
– Einweichwasser zum Garen weiterverwenden,
– nach dem Garen kann den Linsen oder Bohnen Essig zugesetzt werden. Die Eiweißstoffe quellen auf und werden leichter verdaulich.

Ernährung ohne Fleisch?

Etwa 1% aller Bundesbürger ernährt sich heute fleischlos. Die Hauptnahrung besteht in diesem Fall hauptsächlich aus Gemüse und Getreideprodukten.
Dieser Bevölkerungsteil ist meistens gesünder als die Allgemeinbevölkerung. Besonders Herz- und Kreislauferkrankungen sind bei Personen, die sich fleischlos ernähren, weniger häufig festzustellen.
Auch Stoffwechselerkrankungen, Übergewicht und hoher Blutdruck treten bei dieser Ernährungsart seltener auf.

Ernährung ohne Fleisch ist möglich, aber ohne Eiweiß geht es nicht.

 1. Stellen Sie ein fleischloses Gericht zusammen.

9 WASSER

Wasser ist ein lebenswichtiger Baustoff. Ohne Wasser ist kein Leben möglich. Der menschliche Körper besteht zu etwa 65–70% aus Wasser. 2/3 davon befinden sich in den Zellen, der Rest befindet sich in den Blut- und Lymphgefäßen.

Der Kreislauf des Wassers

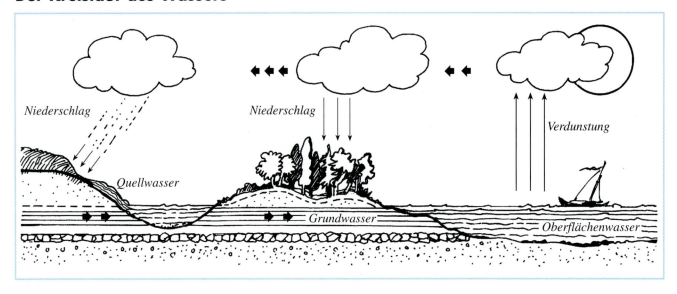

Der Wasserbedarf wird etwa zur Hälfte durch Grundwasser und zu je 1/4 durch Quell- und Oberflächenwasser gedeckt.

Flüssigkeitsbedarf des Menschen:

Ein gesunder Erwachsener sollte etwa 2,5 l Flüssigkeit pro Tag aufnehmen. Der Flüssigkeitsbedarf richtet sich nach:

Klima, Arbeitsleistung und Freizeit: Bei trockenem und heißem Wetter, sowie körperlicher Betätigung schwitzen wir stärker und der Flüssigkeitsbedarf muß ausgeglichen werden.

Kochsalzaufnahme: Salzige Nahrung ruft ein Durstgefühl hervor, da Salz Wasser bindet.

Alter: Säuglinge benötigen mehr Flüssigkeit, da die Regulierung des Wasserhaushalts noch nicht stabil ist.

Die **Flüssigkeitszufuhr** geschieht in Form von **Getränken, flüssiger und fester Nahrung**.

Die **Flüssgkeitsausscheidung** geschieht über die **Nieren** (Harn), den **Darm** (Kot), die **Hautporen** (Schweiß) und die **Atemluft** (Wasserdampf). Bei normaler Belastung scheidet der Mensch ca. 2,5 l Wasser pro Tag aus.

Die Flüssigkeitsaufnahme und -abgabe sollten immer im Gleichgewicht stehen, da besonders bei einem Mangel der Blutkreislauf und Stoffwechsel nicht voll funktionstüchtig sind.

Aufgaben des Wassers im menschlichen Körper:

Baustoff	**Lösungsmittel**	**Transportmittel**
für	für	für
Zellflüssigkeit Blutflüssigkeit Lymphflüssigkeit	wasserlösliche Nahrungsmittel (z.B. Stärke, Salz, Zucker)	gelöste Nährstoffe und Stoffwechselprodukte (z.B: in den Blutgefäßen, im Darm, in den Nieren)

WASSER 9

Der menschliche Organismus könnte ein paar Wochen ohne feste Nahrung auskommen, aber nur 3 Tage ohne Wasser.

 1. Begründen Sie diese Behauptung.

 2. Nennen Sie Beispiele für die Aufgaben des Wassers im menschlichen Körper.

Der Wassergehalt der Lebensmittel liegt durchschnittlich bei 60–70%.

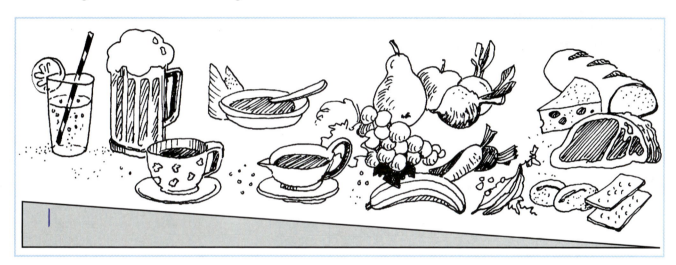

3. Werten Sie die Darstellung aus.

Der unterschiedliche Wassergehalt sollte bei der Zubereitung der Lebensmittel beachtet werden.
Lebensmittel deshalb:
– unzerkleinert, kurz und gründlich unter fließendem, kaltem Wasser reinigen,
– nie im Wasser liegenlassen.
Das **Garen durch Kochen** sollte nur bei wasserarmen Lebensmitteln angewandt werden, da Mineral- und Geschmacksstoffe ausgelaugt werden.
Das **Dämpfen** und **Dünsten** sollte deshalb bei wasserreichen Lebensmitteln angewendet werden. Die Mineralstoffe bleiben zum größten Teil erhalten, weil nur wenig Flüssigkeit zugefügt wird. Form, Aussehen und Geschmack bleiben besser erhalten.

 4. Welche Lebensmittel werden vorzugsweise gekocht bzw. gedämpft oder gedünstet?

Lebensmittel	Kochen	Dämpfen/Dünsten

10 MINERALSTOFFE

Mineralstoffe sind wichtige Nahrungsbestandteile: Als **Baustoffe** dienen sie dem Aufbau und der Erhaltung der Körperfunktionen (Bestandteil des Knochengerüstes und der Zähne). Als **Reglerstoffe** beeinflussen sie wichtige Körpervorgänge (Osmotischer Druck, ph-Wert). Mineralstoffe unterliegen dem ständigen Stoffwechsel. Der Mensch scheidet täglich ca. 15–20 g an Mineralstoffen aus, die auch wieder ersetzt werden müssen.

Nach der Konzentration in den Körperflüssigkeiten und nach dem Bedarf unterscheiden wir:

Mengenelemente   z.B. Natrium, Calcium, Kalium, Magnesium, Phosphor, Phosphat und Schwefel

Spurenelemente   z.B. Eisen, Kupfer, Fluorid, Zink, Mangan, Kobalt und Jod

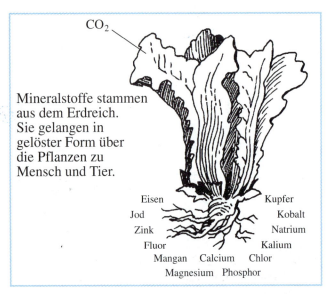

Mineralstoffe stammen aus dem Erdreich. Sie gelangen in gelöster Form über die Pflanzen zu Mensch und Tier.

Vorhandene Mengen im Körper und durchschnittlicher täglicher Bedarf

Mineralstoff	Menge	Bedarf/Tag
Natrium	100 g	2–3 g
Kalium	140 g	2–3 g
Chlorid	80 g	3–5 g
Calcium	1000–1500 g	0,8 g
Phosphat	700 g	0,8 g
Magnesium	25 g	0,2 g
Eisen	4–5 g	12–15 mg
Zink	2–4 g	5 mg
Jod	10 mg	0,15 mg
Kupfer	150 mg	2–5 mg
Mangan	10–40 mg	2–4 mg
Kobalt	sehr gering	0,005 mg

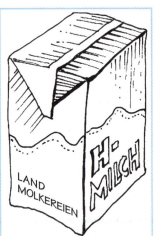

1 Liter Vollmilch enthält:

36 g Eiweiß
35 g Fett
47 g Zucker
Vitamine
10 g Mineralstoffe (u.a.:
1200 mg Calcium
1570 mg Kalium
920 mg Phosphor
480 mg Natrium
1 mg Eisen,
Magnesium, Jod, Kupfer, Schwefel)

Natürliches Mineralwasser
enteisent und mit natürlicher Quellenkohlensäure versetzt.

Nach der Analyse des Inst. Fresenius, Taunusstein vom 20.03.1975 sind in 1 kg Mineralwasser als Hauptbestandteile enthalten:

Kationen	mg	Anionen	mg
Natrium	153,3	Fluorid	0,33
Kalium	11,0	Chlorid	143,5
Magnesium	38,7	Sulfat	217,2
Calcium	168,4	Hydrogencarbonat	572,9

NATÜRLICHES MINERALWASSER ENTEISENT UND MIT EIGENER QUELLKOHLENSÄURE VERSETZT

1. Schreiben Sie mineralstoffhaltige Lebensmittel auf.

Mineralstoffmangel macht krank, deshalb achten Sie darauf, daß Sie täglich genügend Mineralstoffe mit der Nahrung aufnehmen.

MINERALSTOFFE 10

Vorkommen

Die Mineralstoffe kommen in unterschiedlicher Konzentration in fast allen Nahrungsmitteln vor: in Obst und Gemüse, in Fleisch und Fisch, in Eiern und Milch, in Getreide und Hülsenfrüchten und natürlich im Mineralwasser.

Hier eine Auswahl wichtiger Nahrungsmittel und deren Mineralstoffgehalt:

je 100 g Nahrungsmittel		Mineralstoffgehalt in mg			
		Kochsalz	Eisen	Calcium	Phosphor
Obst	Äpfel	–	0,3	6	10
	Zitronen	–	0,6	40	22
Gemüse	Blumenkohl	0,05	1,1	22	72
	Karotten	0,1	0,9	41	34
Fleisch	Rindfleisch	0,2	3,7	10	180
	Wurst	2–8	2,1	10	160
Fisch	Hering	0,2	1,1	20	220
Eier	Vollei	0,2	2,4	54	210
Milch	Vollmilch	0,2	0,1	125	100

Um die Mineralstoffverluste bei der Vor- und Zubereitung von Speisen möglichst gering zu halten, gelten folgende Grundregeln:

- Beim Schälen und Putzen nur das Nötigste entfernen! Nicht stärker zerkleinern als notwendig!
- Möglichst direkt vor dem Verzehr vor- und zubereiten! Immer frische, einwandfreie Ware einkaufen und sie nicht lange lagern!
- Nahrungsmittel nicht im Wasser auslaugen lassen (nicht wässern)!
- Schonend garen (dämpfen, dünsten, grillen, mikrowellengaren, in Folie garen), so daß kaum oder keine Flüssigkeit übrigbleibt!
- Öfters einmal Frischkost (Rohkost) zubereiten!
- Sparen Sie mit Kochsalz! Frische Kräuter würzen auch!

In bestimmten Lebenssituaionen erhöht sich der Bedarf an Mineralstoffen sehr stark, z.B. im Wachstum, in der Schwangerschaft und bei Krankheit.
Der Körper wird geschädigt, wenn ihm zu wenig Mineralstoffe zugeführt werden.

Aufgabe	Mangelerscheinung	Mineralstoffe	Nahrungsmittel
Reglerstoff für den Stoffwechsel: Straffung der Körperzellen, Nährstoffe werden leichter transportiert und gelöst	Appetitlosigkeit; Ermüdungserscheinungen	Natrium, Chlor, Phosphor	Kochsalz
Baustoff: Knochen und Zahnaufbau	Rachitis, Zahnausfall, Karies	Calcium, Magnesium, Phosphor, Natrium, Fluorid	Milch, Käse, Gemüse, Obst, Leber, Getreideprodukte, Hülsenfrüchte
Reglerstoff für Wachstum, Muskel- und Blutbildung	verlangsamtes Wachstum, Muskelschwäche, Blutarmut, Nasenbluten, Kropfbildung	Calcium, Natrium, Magnesium, Kalium, Eisen, Kupfer, Jod	Milch, Käse, Gemüse, Obst, Leber, Seefisch, jodiertes Salz

 1. Welche Mangelerscheinungen können bei zu wenig Calcium auftreten!

 2. Welche Krankheiten können bei zuviel Natriumzufuhr entstehen?

11 VITAMINE

Vitamine sind essentielle, d.h. lebensnotwendige Nahrungsbestandteile.

VITA = LEBEN

Sie bewirken, daß die Nährstoffe innerhalb des Stoffwechsels richtig umgesetzt werden.
Als Regler- und Schutzstoffe dienen sie der Erhaltung der Gesundheit und Leistungsfähigkeit.
Heute sind mehr als 10 verschiedene Vitamine bekannt. Sie werden mit Buchstaben und Zahlen benannt.
Von besonderer Bedeutung sind die Vitamine A, B, C und D.

 1. Betrachten Sie die Abbildungen, notieren Sie die dargestellten Lebensmittel.

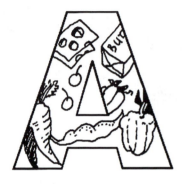

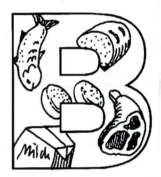

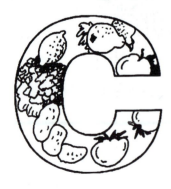

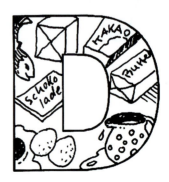

VITAMINE 11

Vitaminschonende Zubereitung

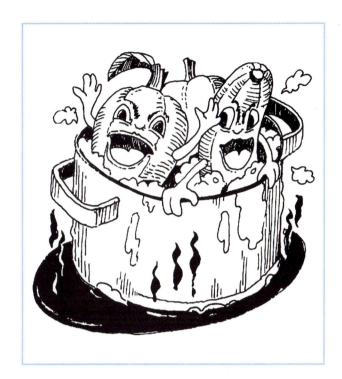

- Obst und Gemüse so frisch wie möglich essen bzw. verarbeiten und vorher kühl und dunkel lagern.

- Nahrungsmittel nur kurz unter fließendem kalten Wasser waschen und nicht im Wasser liegen lassen, da sonst wasserlösliche Vitamine und Mineralstoffe herausgelöst werden.

- Lebensmittel sollen vor dem Zerkleinern immer gewaschen und erst kurz vor der Verwendung zerkleinert werden.

- Zum Garen möglichst wenig Wasser verwenden. Günstig ist das Garen in Folie oder das Dünsten und Dämpfen im Schnellkochtopf oder in einem Mikrowellengerät. Diese Zuberreitungstechniken helfen, Vitamine zu erhalten.

- Aufwärmen und Warmhalten von Speisen ist nicht zu empfehlen, weil insbesondere bei vitaminreichen Nahrungsmitteln bis zu 90% an essentiellen (= lebenswichtigen) Inhaltsstoffen abhanden kommen. Wenn es aber doch sein muß, weil beispielsweise Kinder zu unterschiedlichen Zeiten Schulschluß haben, dann ist das Aufwärmen besser. Anschließend mit frischen gehackten Kräutern oder Zitronensaft die „verlorenen" Vitamine wieder ersetzen. Am einfachsten und schonendsten ist portionsweises Wärmen in der Mikrowelle.

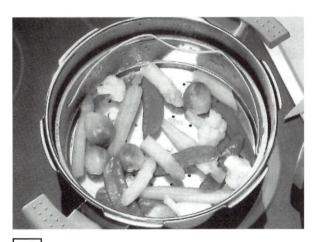
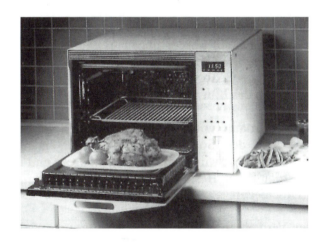

 1. Beschreiben Sie die schonende Zubereitung von Lebensmitteln in Stichworten.

 2. Schreiben Sie auf, wann Lebensmittel welken oder schrumpfen.

11 VITAMINE

Der tägliche Vitaminbedarf kann durch eine ausgewogene Ernährung gedeckt werden. Er erhöht sich bei starker körperlicher Belastung, Schwangerschaft, Krankheit und im Wachstum. Das Rauchen und ein starker Alkoholkonsum stören den Vitaminstoffwechsel; der Bedarf erhöht sich.

Wir wissen, daß alle Mineralstoffe wasserlöslich sind. Die Vitamine unterteilen wir in wasser- und fettlösliche.
Die Vitamine **B, C** und **H** sind **wasserlöslich.**
Die Vitamine **A, D, E** und **K** sind **fettlöslich**, d.h. sie können nur in Verbindung mit Fett vom Körper aufgenommen werden.

 1. Kreuzen Sie an, was Ihrer Ansicht nach richtig ist.

Vitamin	täglicher Bedarf	Mangelerscheinung	Vorkommen in	löslich in Fett oder Wasser	
A	wenige mg	Augenerkrankungen, Nachtblindheit, Haut- und Schleimhautschäden, Gewichtsverlust	Aprikosen, Gemüse, Milch, Butter, Ei, Leber, Karotten, Spinat, Kohl	☐	☐
B	1–1,2 mg	Appetitlosigkeit, Nervenschwäche, Gedächtnisschwäche, Wachstums- und Verdauungsstörungen, Haut- und Haarschäden	Hülsenfrüchte, Hefe, Nüsse, Vollkornbrot, Fleisch, Leber, Gemüse, Fisch, Milch, Ei, Reis	☐	☐
C	60–100 mg	Frühjahrsmüdigkeit, Zahnfleischerkrankungen, Anfälligkeit gegen Infektionen, Herzstörungen	frische pflanzliche Nahrungsmittel, Hagebutten, schwarze Johannisbeeren, Sanddorn, Paprika, Zitronen, Orangen, Kartoffeln, Leber, Kohl	☐	☐
D	wenige mg	Anfälligkeit gegen Rachitis, (Knochenerweichung), Wachstumsstörungen	Leber, Milch, Ei, Butter, Fischfett, Pilze, Hefe	☐	☐
E	wenige mg	bei Tieren Unfruchtbarkeit, Fehl- und Frühgeburten, bei Menschen Muskelschwund	pflanzliche Öle, Magarine, Ei, Leber, grünes Gemüse, Getreide, Nüsse	☐	☐
H	0,2 mg	Appetitlosigkeit, Muskel-Hautveränderungen, Müdigkeit	Leber, Hefe, Blumenkohl	☐	☐
K	wenige mg	Verzögerung der Blutgerinnung	Leber, Grünkohl, Spinat, Blumenkohl	☐	☐

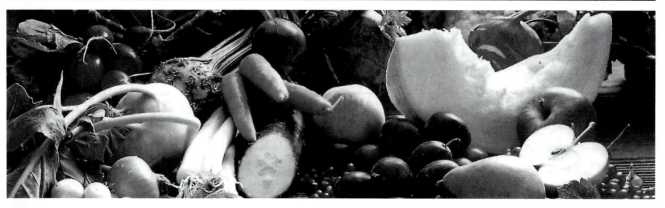

STOFFWECHSEL UND VERDAUUNG

Der Stoffwechsel

Er findet in den Zellen statt und dient dem Auf-, Um- und Abbau körpereigener Stoffe und der Gewinnung von Energie. Die Hormone regulieren die Produktion und Wirkung der Enzyme. Ohne Enzyme könnte unser Körper die Nahrung nicht verwerten.

Als Stoffwechsel bezeichnet man die Gesamtheit der im Körper stattfindenden Stoffumwandlung, von der Speisenaufnahme bis zur Ausscheidung.

Der Weg der Nahrung

Nahrungsaufnahme
- Zerkleinerung durch Beißen und Kauen.
- Anregung der Speichelproduktion durch Geruchs- und Geschmacksstoffe, „Das Wasser läuft uns im Mund zusammen".
- Speichel erhöht die Gleitfähigkeit des Nahrungsbreis.
- Je gründlicher man kaut, umso besser bereitet man die Verdauung vor.

Verdauung
- Der Nahrungsbrei gelangt durch die Speiseröhre in den Magen-Darm-Trakt.
- Die Nährstoffe werden durch Verdauungsenzyme in ihre Grundbausteine gespalten.
- Das Eiweiß wird im Magen vorverdaut.
- Im Zwölffingerdarm werden Kohlenhydrate und Eiweiß abgebaut und die Fette durch den Gallensaft verteilt.
- Im Dünndarm wird der Verdauungsprozeß abgeschlossen, die Nährstoffe werden an das Blut abgegeben.
- Die für den Körper nicht verwertbaren Nahrungsbestandteile gelangen in den Dickdarm. Wasser wird entzogen.

Der Verdauungsvorgang dauert bei verschiedenen Speisen unterschiedlich lang, z.B.

1–2 Stunden:	gekochte Milch, Reis, Kochfisch
2–3 Stunden:	Kartoffeln, Brötchen, Rührei
3–4 Stunden:	gekochtes Geflügel, Spinat, Schwarzbrot
5–7 Stunden:	Braten (fett)
8–9 Stunden:	Ölsardinen

Je fettreicher die Kost, desto länger die Verweildauer im Magen.

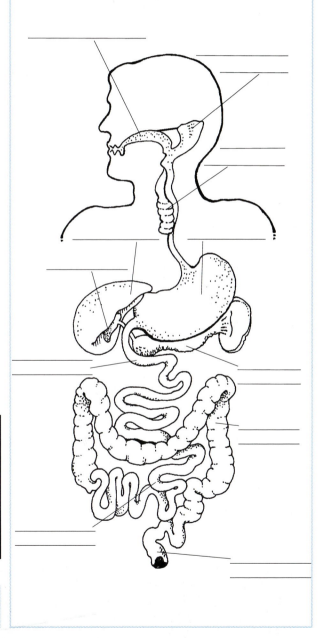

Unentbehrlich für den Stoffwechsel sind die **Enzyme und Hormone**. Hormone werden in den Hormondrüsen gebildet. Sie sind **wichtig** für das **Wachstum**, die **Fortpflanzung** und den **Zwischenstoffwechsel**.

1. Beschriften Sie das Schema! Welche Organe sind an der Verdauung beteiligt?
*(**Mundhöhle, Speiseröhre, Speicheldrüsen, Leber, Dickdarm, After, Magen, Bauchspeicheldrüse, Zwölffingerdarm, Dünndarm, Gallenblase**)*

13 VOR- UND ZUBEREITUNG DER NAHRUNG

Vorratshaltung und Lagerung

Die Vor- und Zubereitung der Nahrung beginnt mit einer gut geplanten Vorratshaltung, da die Qualität der Lebensmittel von der Lagerdauer beeinflußt wird. Die Ware kann verderben und ungenießbar werden. Lebensmittelvergiftungen oder Salmonelleninfektionen können die Folge sein.

Angeschimmelte Lebensmittel nicht verzehren!

In der heißen Jahreszeit kommt es immer wieder zu einer typischen Sommer- und Urlaubskrankheit: der **Lebensmittelvergiftung**, nach dem Essen bereits **verdorbener Speisen.** Nicht immer sieht oder riecht man, ob oder daß Nahrungsmittel bakterienverseucht sind. Neben Salmonellen, die hauptsächlich in Eiern, Teigwaren, Käse, Geflügel, Fleisch und Wurstwaren sowie in Krabben und Muscheln vorkommen, machen nicht selten Eitererreger (Staphylokokken) oder Schimmelpilze die Nahrung ungenießbar.

Deshalb:
• Schimmelndes Obst und Brot ganz wegwerfen.
• Fleisch und Gemüse müssen vollständig gegart werden – Anbraten oder Aufwärmen genügen nicht, wenn Krankheitskeime vollständig vernichtet werden sollen.
• Frischfleisch sollte nie länger als 48 Stunden im Kühlschrank liegen. Eine schmierige Schicht weist bereits auf Oberflächenfäulnis hin – also wegwerfen!
• Gehacktes, Tatar und Rohwurst unbedingt am Tag des Einkaufs verzehren, ebenso Fleischsalat und Frischeier mit angebrochener Schale.

1. Lebensmittel verderben, wenn sich Mikroorganismen darin stark vermehren können. Ordnen Sie nach Verderbnisarten: Brot, Fleisch, Käse, Fisch, Milch, Butter, Geflügel, Erbsensuppe, Sahne, Obst, Gemüse!

Es säuern:

Es faulen:

Es gären:

Es werden ranzig:

Mikroorganismen schaden nicht nur. Sie werden u.a. benötigt zur Herstellung von Joghurt, Sauerkraut, Schimmelkäse und Wein.

Mikroorganismen sind für uns mit dem bloßen Auge nicht zu erkennen. Sie kommen in unvorstellbar großer Zahl in Luft, Wasser, Erde, Pflanzen, Tieren und Nahrungsmitteln vor.

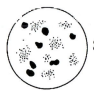
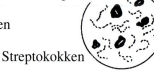

Blick durchs Mikroskop:
Staphylokokken
Streptokokken

2. Ordnen Sie richtig zu: 100°C, 22–24°C, –18°C, mit Wassergehalt, ohne Wassergehalt, luftdichten, Luft.

Mikroorganismen gedeihen gut und vermehren sich stark bei _____ (Zimmertemperatur), in Nahrungsmitteln _____ und in der _____. Sie gedeihen nicht oder langsam oder werden zerstört bei _____ (Siedetemperatur), bei _____ (Tiefkühltemperatur), in Nahrungsmitteln _____ und in _____ Verpackungen.

VOR- UND ZUBEREITUNG DER NAHRUNG 13

Das Lebensmittelgesetz

Das Lebensmittelgesetz dient dem **Schutz vor Täuschung** und dem **Schutz vor Gesundheitsschäden**. Es legt die Angaben auf Verkaufsverpackungen zum Schutz der Käufer fest.

Zum Schutz vor Täuschung:
Herstellername, Inhalt, Gewicht

Zum Schutz vor Gesundheitsschäden:
Zutatenangabe, Mindesthaltbarkeitsdatum, Konservierungs- und Farbstoffe

Auch Verbote werden zum Schutz unserer Gesundheit und zum Schutz vor Täuschung im Lebensmittelgesetz erlassen:

Es ist verboten Lebensmittel so herzustellen und in den Verkehr zu bringen, daß sie geeignet sind, der Gesundheit zu schaden.

Ebenso dürfen nachgemachte Lebensmittel ohne ausreichende Kenntlichmachung der Inhaltsstoffe nicht in den Verkehr gebracht werden. (z.B. butterähnliche Brotaufstriche, Kunsthonig o.ä.)

In der Zutatenliste steht alles, was zur Herstellung verwendet wurde:

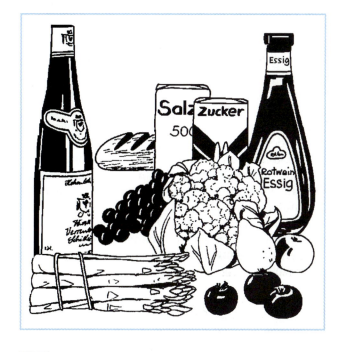

Die Lebensmittel oben bilden eine Ausnahme: Das Mindesthaltbarkeitsdatum muß nicht angegeben werden. Warum nicht?

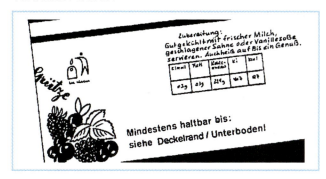

1. Warum sind diese Vorschriften notwendig?

2. Warum sollte man beim Kauf auf die Lebensmittelkennzeichnungen achten?

3. Überprüfen Sie Lebensmittelverpackungen. Welche Angaben finden Sie?

Nahrungsmittel	Konservierungs-stoffe	Farbstoffe	Emulgatoren	Aromastoffe	andere Zusätze

13 Vor- und Zubereitung der Nahrung

Arten der Haltbarmachung

Tiefgekühlt, heißgeliebt

Das Einfrieren ist eine einfache und schonende Art, Lebensmittel haltbar zu machen.
Dabei ist folgendes zu beachten:
- Die Lebensmittel sollten grundsätzlich frisch und von einwandfreier Qualität sein.
- Viele Gemüse- und Obstsorten sollten nach dem Putzen und Waschen blanchiert werden. Die hitzeempfindlichen Emzyme, die für den Verderb verantwortlich sind, werden dadurch unschädlich gemacht.
- Backwaren und Fertiggerichte sollten noch warm verpackt und nach dem Abkühlen eingefroren werden.
- Alle Lebensmittel müssen zum Einfrieren möglichst luftdicht verpackt werden, um Geschmacksübertragungen und Austrocknung gering zu halten.
- Lebensmittel bedarfsgerecht portionieren
- Gefriergut stets mit Datum, Inhalt und Mengenangabe versehen.

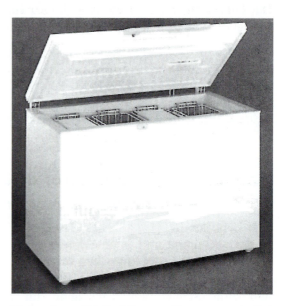

Lebensmittel ■ übliche Lagerdauer ■ mögliche Lagerdauer	Lagerdauer (Monate) 1–12
fettes Schweinefleisch	
mageres Schweinefleisch	
Rindfleisch (je nach Fettanteil)	
fettes Geflügel (Ente, Gans)	
mageres Geflügel (Hähnchen)	
Fisch (je nach Fettanteil)	
Gemüse (sortenabhängig)	
Obst (sortenabhängig)	
Milchprodukte	
Eimasse	
Backwaren (ohne Sahne)	
Fertiggerichte	

Beim Einkauf von Tiefkühlkost sollte man, wie bei allen anderen Einkäufen, auf die Mindesthaltbarkeit und Lagerzeit achten und möglichst Isoliertaschen benutzen.

Zubereitung von Tiefkühlkost

Die meisten Lebensmittel sollten langsam im Kühlschrank aufgetaut werden. Die Auftauflüssigkeit gesondert auffangen und weggießen! Backwaren können in der Mikrowelle oder im Backofen aufgebacken werden. Pommes frites, kleine Mengen von Gemüse oder Fleisch können unaufgetaut verarbeitet werden. Beachten Sie dabei die verkürzte Garungszeit.

Strom sparen

Eine dicke Reifschicht im Innenraum Ihres Gefriergerätes verbessert nicht etwa die Kühlwirkung, sondern belastet allenfalls den Geldbeutel, weil das Gerät mehr Strom verbraucht.
In einem unbeheizten, gut gelüfteten Raum (z.B. Keller) benötigen Gefriergeräte am wenigsten Strom, $-18\,^{\circ}C$ Lagertemperatur. Nicht neben Herd oder Heizung aufstellen!

Anschaffung

Beim Kauf sollten Sie immer auf günstige Verbrauchswerte achten. Wer keine ausgeprägte Vorratshaltung betreiben will, sollte pro Person ca. 50 l Nutzinhalt veranschlagen. Denken Sie daran: Auch Leerraum kühlen kostet Geld!

 1. Im Umgang mit Haushaltsgeräten ist „Köpfchen" gefragt. Worauf sollte man achten?

VOR- UND ZUBEREITUNG DER NAHRUNG

Aufbewahrung im Kühlschrank

Durch das Kühlen der Lebensmittel im Kühlschrank wird die Zersetzungsarbeit der Bakterien verlangsamt, jedoch nicht unterbrochen, was folgendes Beispiel zeigen soll:

Frische Milch hat 3000 Bakterien/cm3;
2 Tage alte Milch bei 15 °C aufbewahrt, hat 40 000 000 Bakterien/cm3
2 Tage alte Milch, im Kühlschrank aufbewahrt, hat 4000 Bakterien/cm^3

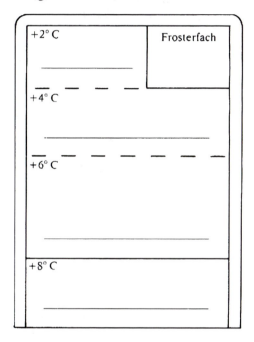

Der Kühlschrank weist verschiedene Kältezonen auf. Die kältesten Zonen befinden sich direkt über dem Gemüsefach und an der Rückwand des Kühlschrankes.

Im Eisfach liegt die Temperatur nur wenig unter 0 °C. Deshalb sollten Tiefkühlprodukte nur kurzfristig, entsprechend den Angaben auf der Verpackung, gelagert werden.

Lagerdauer
Bei allen verpackten Lebensmitteln wird die Lagerdauer durch das Mindesthaltbarkeitsdatum begrenzt. Beim Kauf von unverpackter Ware sollte man nach der Regel verfahren:

Je empfindlicher ein Lebensmittel, desto geringer die Lagerfähigkeit.

 1. Erkundigen Sie sich, was die Sterne (✱; ✱✱; ✱✱✱) am Eisfach aussagen.

Hier einige Beispiele für die normale- und Höchstlagerdauer: (→ = normal)
(→ = Höchstlagerdauer)

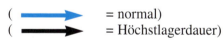

Lagerdauer in Tagen	1	2	3	4	5	6	7	8	9	10	11	12	13	14
Butter														
Milch														
Eier														
Fleisch														
Wurst, je nach Sorte														
Gemüse, frisch														

 2. Informieren Sie sich über die Lagerdauer verschiedener Käsesorten.

13 VOR- UND ZUBEREITUNG DER NAHRUNG

Haltbarmachungsarten

Haltbarmachen durch Hitze

Neben dem Pasteurisieren (s.S. 27) gehört auch das Sterilisieren (Einkochen) zu dieser Haltbarmachungsart. Die Nahrungsmittel werden in Gläser oder Dosen mit Gummiringen oder Deckel gefüllt. Dosen oder Gläser erhitzt man im Wasserbad oder im Backofen auf ca.100°C. Wasserdampf und Luft dehnen sich aus und entweichen. Unter dem Deckel entsteht ein Unterdruck. Der Deckel mit Gummiring dichtet den Glas- bzw. Dosenrand fest ab, so daß keine Luft von außen eindringen kann. Der äußere Luftdruck sorgt für einen festen Deckelverschluß.

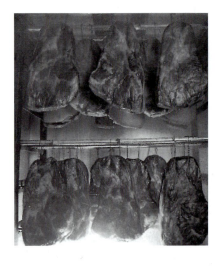

Haltbarmachen durch Trocknen

Beim Trocknen wird den Lebensmitteln so viel Wasser entzogen, daß die Kleinstlebewesen keine Lebensmöglichkeit haben und der Abbauprozeß in den Lebensmitteln sich nur sehr schwach oder gar nicht vollziehen kann.
Das Trocknen kann durch Sonnenwärme oder heiße Luft bewirkt werden. Durch moderne Vakuumtrocknung kann das Wasser schnell bei einer niedrigen Temperatur entzogen werden. Dabei senkt man den Luftdruck, das Wasser verdampft früher, die hitzeempfindlichen Vitamine werden nicht zerstört. Wichtig ist, daß die getrockneten Lebensmittel so verpackt werden, daß sie die Feuchtigkeit nicht wieder aufnehmen und die Mikroorganismen wieder aktiv werden.

Haltbarmachen durch Räuchern

Beim Räuchern nimmt der Wassergehalt der Lebensmittel um 10–40% ab. Es können Fleisch, Wurstwaren, Fische, bestimmte Käsesorten geräuchert werden.
Beim Räuchern dringen keimtötende Stoffe aus dem Rauch in die Lebensmittel ein und machen sie haltbar. Es kommt zu einer Geruchs- und Geschmacksveränderung (die Lebensmittel riechen und schmecken angenehm typisch nach Rauch).

Zu den ältesten Möglichkeiten der Haltbarmachung gehören das:

Salzen	z.B. Salzheringe, Käse
Pökeln	z.B. Eisbein, Rippchen
Zuckern	z.B. Konfitüre, Sirup, Gelee
Säuern	z.B. Sauerkraut, Fisch, Mixed Pickles

Durch die Zugabe von Salz bzw. Zucker wird den Lebensmitteln Wasser entzogen. Beim Säuern werden Säuerungsstoffe zugesetzt. Es kommt zu angenehmen Geschmacks- und Geruchsveränderungen, aber Nährstoffverlusten.

 1. Kreuzen Sie an, wie man die genannten Lebensmittel haltbar machen kann.

	Einkochen	*Trocknen*	*Räuchern*	*Salzen*	*Zuckern*	*Säuern*
Fleisch						
Obst						
Gemüse						

Vor- und Zubereitung der Nahrung   13

Garmachungsarten

Die Nährstoffe vieler Nahrungsmittel können vom Organismus des Menschen nur im gegarten Zustand aufgenommen werden. Durch geeignete Garmethoden wird außerdem der Geschmack vieler Nahrungsmittel verbessert. Wir unterscheiden folgende Garmachungsarten:

Kochen ist ein Garen in viel Flüssigkeit bei 100 °C.

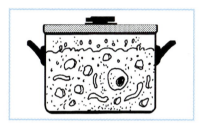

1. Nahrungsmittel, die in kalter Flüssigkeit angesetzt werden, sollen:

auslaugen, z.B.

weichkochen, z.B.

aufquellen, z.B.

Garziehen ist ein Garen in viel Flüssigkeit unter dem Siedepunkt (80–90 °C) oder im Wasserbad.

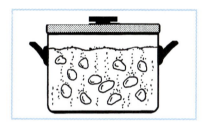

2. Nahrungsmittel, die garziehen, sollen:

nicht zerfallen, z.B.

Dämpfen ist ein Garen in Wasserdampf

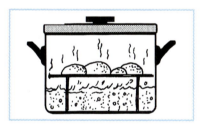

3. Nahrungsmittel, die gedämpft werden, sollen:

die Form behalten, geringe Nährstoffverluste haben, z.B.

Dünsten ist ein Garen im eigenen Saft unter Zugabe von etwas Fett oder Flüssigkeit

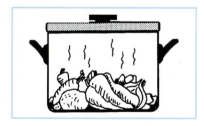

4. Speisen, die gedünstet werden, sollen:

schmackhafter sein als gekochte, nährstoffreich bleiben und leicht verdaulich sein, z.B.

Schmoren ist ein Garen durch Anbraten in heißem Fett unter späterer Zugabe von wenig kochender Flüssigkeit.

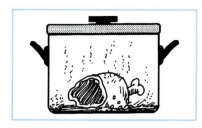

5. Nahrungsmittel, die geschmort werden, sollen:

eine kräftige Farbe und dunkelwürzige Soße haben, z.B.

13 VOR- UND ZUBEREITUNG DER NAHRUNG

Braten im Ofen ist ein Bräunen und Garen in heißer Luft (ca. 250 °C) und heißem Fett unter langsamer Zugabe von kochender Flüssigkeit.

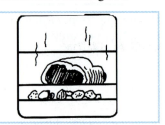

 1. Nahrungsmittel, die im Ofen gebraten werden, sollen:

nährstoffreich bleiben und bräunen, z.B.

Braten in der Pfanne ist ein schnelles Bräunen und Garen in heißem Fett.

 2. Nahrungsmittel, die in der Pfanne gebraten werden, sollen:

rasch fertig sein und bräunen, z.B.

Backen im Fettbad ist ein Garen, schwimmend in heißem Fett.

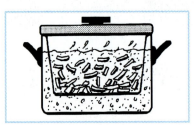

 3. Nahrungsmittel, die im Fettbad gebacken werden, sollen:

ein Kruste bekommen und Saft und Aroma behalten, z.B.

Grillen ist ein Garen mit Bräunung bei großer Strahlungshitze.

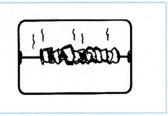

 4. Nahrungsmittel, die gegrillt werden, sollen:

nährstoffreich bleiben, kürzere Garzeiten haben und keine Fettzugabe benötigen, z.B

Garen in der Mikrowelle ist ein Garen im eigenen Saft mit Hilfe von Mikrowellen.

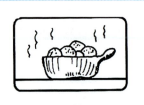

 5. Nahrungsmittel, die in der Mikrowelle zubereitet werden, sollen:

ihren Eigengeschmack behalten, z.B.

Garen im Dampfdrucktopf ist ein Garen unter hohem Druck, wobei sich die Zubereitungszeit verkürzt.

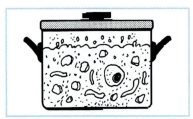

 6. Speisen, die im Dampfdrucktopf zubereitet werden, sollen:

in einem Garungsvorgang tischfertig sein und nährstoffreich bleiben, z.B.

GENUSSMITTEL 14

Genußmittel nimmt man nicht wegen des Nährwertes zu sich, sondern wegen ihrer als angenehm empfundenen Eigenschaften, wie zum Beispiel Aroma oder Geschmack.

Zu den Genußmitteln zählen: Coffein, Nikotin und Alkohol

Kaffee

Kaffee ist ein Aufgußgetränk aus gerösteten, gemahlenen Kaffeebohnen, die mit heißem Wasser überbrüht werden.

Anregend und belebend wirkt Kaffee durch den Gehalt von Coffein. In einer Tasse sind an Coffein etwa enthalten:

- normal starker Kaffeeaufguß (= 150 ml): 60 bis 80 mg
- Mokka (= 125 ml): 135 mg
- Espresso (= 40 ml): 45 mg.

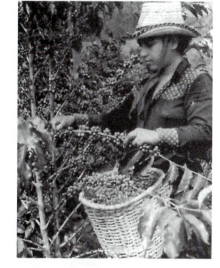

Tee

Im Handel wird Tee nach folgenden Kriterien unterschieden:

- nach der Art des Behandlungsverfahrens
- nach dem Ursprung bzw. den Anbaugebieten
- nach der Blattgröße (Siebung)

Das Coffein im Tee wirkt direkt auf Gehirn und Nerven, ohne Herz und Kreislauf zu belasten. Tee wirkt anregend, wenn man ihn nur wenige Minuten ziehen läßt. Zieht er länger als 3 Minuten, wirkt er beruhigend.

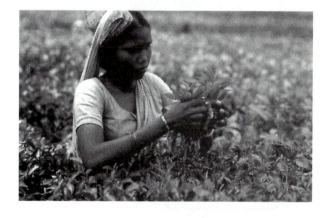

Kaffee ist das Lieblingsgetränk der Deutschen. Der Teekonsum ist weit geringer.

 1. Orientieren Sie sich über das Tee-Angebot.

 2. Beschreiben Sie die Zubereitung von Kaffee oder Tee.

14 GENUSSMITTEL

Kakao

Kakaopulver enthält einen dem Coffein ähnlichen Stoff, dessen anregende Wirkung auf den Kreislauf jedoch wesentlich geringer ist.

Auf dem Markt wird Kakao als schwach oder stark entöltes Kakaopulver oder als Instant-Getränkepulver angeboten.
Das Kakaopulver enthält 8–20% Kakaobutter, je nach Grad der Entölung.
Das Instant-Getränkepulver enthält meist 20% Kakaopulver und 80% Zucker. Es ist mit Vitaminen, Aromastoffen und Mineralstoffen angereichert. Im Gegensatz zum Kakaopulver löst es sich in warmer oder kalter Milch leicht auf.

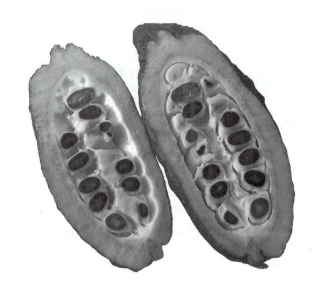

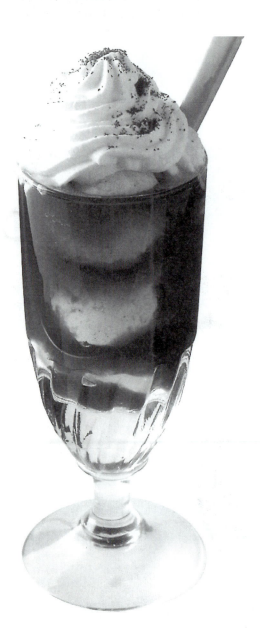

1. Kakao ist Ausgangsstoff für die Herstellung von Schokolade. Ermitteln Sie die Kakaobestandteile in: Herber Schokolade, Vollmilchschokolade und Weißer Schokolade!

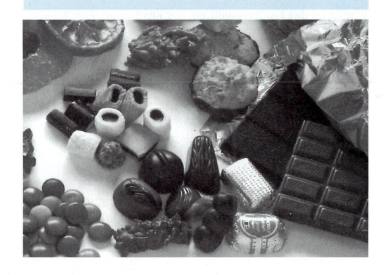

2. Was halten Sie von sogenannten „Energy-Drinks"? Begründen Sie deren Wirkung.

GENUSSMITTEL 14

Nikotin

Nikotin führt in kleinen Dosen zu einer Anregung der Hirntätigkeit und kann vorübergehend Müdigkeit und Unlust beseitigen. Bei höherem Zigarettenverbrauch aber tritt die gegenteilige Wirkung auf. Die Nerven werden gelähmt. Die Durchblutung aller Organe wird beeinträchtigt.

Mit jeder Zigarette verengen sich die Gefäße, der Blutdruck erhöht sich und die Zahl der Herzschläge steigt. Der Herzmuskel verbraucht durch diese Mehrarbeit mehr Sauerstoff, den er aber nicht bekommt, weil der Raucher statt reiner Luft Rauch einatmet. Das Herz gerät in Erstickungsgefahr!

Tabak enthält neben **Nikotin** andere Schadstoffe wie **Teerstoffe** und **Kohlenstoffmonoxid**.

Die **Teerstoffe** gelangen mit dem Rauch in die Lunge und lagern sich ab. Die Atemwege werden verengt und die Atemleistung wird verringert. Der typische Raucherhusten entsteht und das Lungenkrebsrisiko steigt.

Das **Kohlenstoffmonoxid** hemmt den Sauerstofftransport im Körper und Sauerstoffmangel in den Zellen tritt ein. Folgen sind Durchblutungsstörungen, die zu den typischen Raucherbeinen führen können.

Das gesundheitliche Risiko ist also erheblich. Die Lebenserwartung sinkt durch das erhöhte Krebsrisiko, und jährlich erkranken ca. 150.000 Menschen an Leiden, die durch das Rauchen begünstigt werden.

Personen, die sich in Räumen aufhalten, in denen geraucht wird, sind zum **Passivrauchen** verurteilt. Die Schadstoffe werden über die Atemwege aufgenommen. Besonders Kleinkinder sind gefährdet.

Kinder von Raucherinnen sind in ihrer Entwicklung gehemmt. Sie haben ein geringeres Geburtsgewicht und eine geringere Körpergröße, die körperliche und geistige Entwicklung ist verzögert.

Test the East

„Ich rauche gern!"

Ich geh kilometerweit für ...

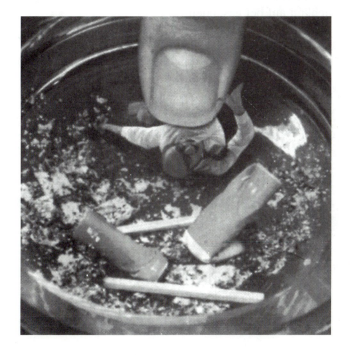

1. Nennen Sie Krankheiten, die durch das Rauchen verursacht werden.

2. Wie beurteilen Sie den Werbespruch „Ich rauche gern"?

3. Welche Möglichkeiten gibt es, sich das Rauchen abzugewöhnen? Lassen Sie sich auch in der Apotheke beraten.

14 GENUSSMITTEL

Alkohol

90 % der Bundesbürger trinken häufig Alkohol! Zu Hause, am Arbeitsplatz, in Gaststätten und beim Zusammensein mit Freunden und allen möglichen Festen.

Der Alkohol hat einige erwünschte Wirkungen: Man kann leichter Kontakte knüpfen, Ängste vertreiben. Jugendliche wollen durch den Genuß von Alkohol stärker und erwachsener wirken und in der Gruppe anerkannt werden.

Geringe Mengen Alkohol können positiv auf den Kreislauf und die Verdauung wirken. Ein hoher Alkoholkonsum kann aber zu Erkrankungen führen, wie Sucht, Leber- und Nierenschäden, Nerven- und Gehirnschäden usw. Für junge Menschen ist Alkohol besonders schädlich, weil er den Aufbau des Organismus beeinträchtigt und die Suchtgefahr besonders groß ist.

Alkoholkonsum während der Schwangerschaft führt zu erheblichen Schädigungen im kindlichen Körper. Neben Mißbildungen kann es zu Verzögerungen der körperlichen und geistigen Entwicklung kommen, bis hin zu einer völligen Behinderung.

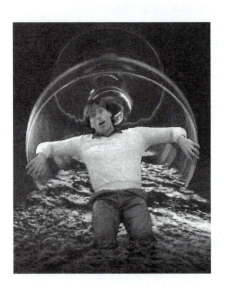

Erfrischend anders.
Der schönste Augenblick des Tages.

Wenn hier einer voll ist, dann ist es der Geschmack!

Teufelskreis Alkohol

Der Übergang vom unbeschwerten Alkoholgenuß in die Alkoholkrankheit geschieht unmerklich. Er ist für keinen Alkoholkonsumenten exakt im voraus zu bestimmen.

Erwiesen ist: Regelmäßiger und starker Alkoholkonsum über einen längeren Zeitraum führt mit Sicherheit zu organischen und seelischen Schäden mit unabsehbaren sozialen Konsequenzen.

Bei regelmäßigem Alkoholgenuß gilt:

Organschäden (Leber, Herz) treten mit wahrscheinlichkeit auf bei gesunden
- erwachsenen Frauen ab 15 g reinen Alkohol an einem Tag
- erwachsenen Männern ab 30 g reinen Alkohol an einem Tag

1 Glas Bier 0,5 l	(4 Vol.-%)	enthält ca. 16 g reinen Alkohol
1/4 l Franz. Rotwein	(14 Vol.-%)	enthält ca. 28 g reinen Alkohol
1 Glas Whisky 2 cl	(40 Vol.-%)	enthält ca. 6 g reinen Alkohol
1 Glas Sherry 5 cl	(18 Vol.-%)	enthält ca. 7 g reinen Alkohol
1 Glas Campari 5 cl	(25 Vol.-%)	enthält ca. 10 g reinen Alkohol
1 Glas Wodka 2 cl	(62 Vol.-%)	enthält ca. 10 g reinen Alkohol

Wieviel Gramm reinen Alkohol nimmt jemand zu sich, der täglich ...

drei Glas Bier trinkt?

zwei Glas Bier und ein Glas Wodka trinkt?

GESUNDE ERNÄHRUNG 15

Eßgewohnheiten

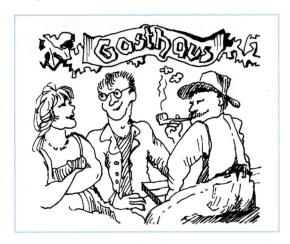

Es macht Spaß, mit anderen gemütlich zusammenzusitzen. Deswegen trifft man sich auch gern mit Freunden zum Essen in einem Restaurant oder Café, und man spürt und zeigt, daß man zu einer Gruppe gehört.

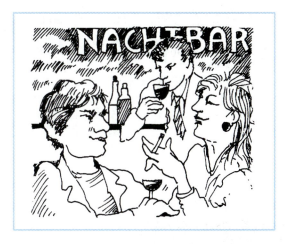

In der Gemeinschaft und bei allen möglichen Festen schmeckt es oft viel besser als allein zu Hause, und es besteht die Gefahr, daß man zuviel und unüberlegt ißt.

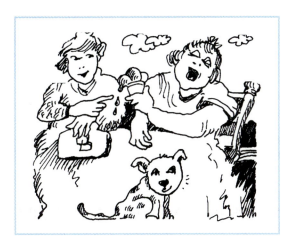

Manchmal ißt man aber auch mit der Familie zusammen nur aus Gewohnheit.

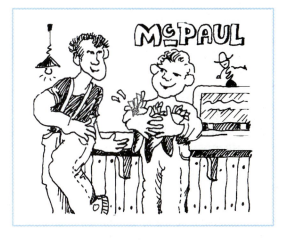

Auch, wenn man ganz allein ist, besteht die Gefahr, weil man vielleicht Langeweile hat, oder man ißt sich aus Sorgen den sogenannten „Kummerspeck" an.

Wer gesund bleiben will, sollte unüberlegtes Essen vermeiden und seinem Körper genügend Bewegung verschaffen.

 1. Erläutern Sie anhand der Abbildungen, warum hier gegessen wird.

 2. Glauben Sie, daß sich die Personen in diesen Situationen Gedanken über ihre Ernährung machen.

15 GESUNDE ERNÄHRUNG

Schlank und gesund

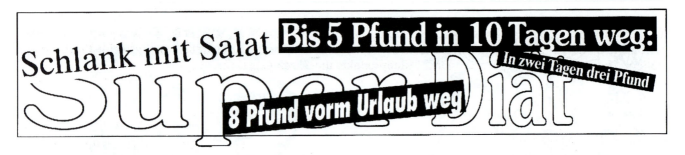

Für das Körpergewicht gelten folgende Richtwerte:
Normalgewicht in kg: Körpergewicht in cm minus 100
Idealgewicht in kg: Männer: Normalgewicht minus 10%
Frauen: Normalgewicht minus 15%
Übergewicht: 20% über dem Normalgewicht
Fettsucht: mehr als 20% über dem Normalgewicht

 1. Errechnen Sie, ob Sie Normal-, Ideal- oder Übergewicht haben.

Bei zu hohem Körpergewicht besteht ein erhöhtes Risiko ernährungsbedingter Krankheiten, wie z.B. hohe Blutfettwerte, Zuckerkrankheit (Diabetes), Gicht, Arterienverkalkung.

Um das Körpergewicht zu verringern, müssen dem Körper weniger Nährstoffe zugeführt werden, als er braucht. Neben der Verringerung der Nährstoffe müssen jedoch folgende Grundregeln beachtet werden, um gesund und leistungsfähig zu bleiben:

- Der Eiweißanteil in der Nahrung soll möglichst erhalten bleiben.
- „Leere" Kohlenhydrate und Fette sollten weitgehend vermieden werden.
- Die Nahrung muß alle wichtigen Vitamine und Mineralstoffe enthalten.
- Pro Tag müssen 2 l Flüssigkeit getrunken werden.
- Alkohol sollte als hoher Energieträger vermieden werden.
- Man sollte nicht mehr als 0,5–1 kg pro Woche abnehmen.
- Regelmäßige körperliche Bewegung unterstützt die Gewichtsabnahme.

Viele Diätkuren, die man in Zeitungen und Zeitschriften findet, sind einseitig zusammengesetzt. Solche Kuren verursachen Mängel an wichtigen Nährstoffen und dürfen nicht über längere Zeit durchgeführt werden.
Man sollte auch auf Appetithemmer und Abführmittel verzichten. Solche Mittel können gesundheitsschädliche Nebenwirkungen haben.

 2. Fast in jeder Frauenzeitschrift werden von Zeit zu Zeit neue Diäten vorgestellt. Zu welcher Jahreszeit besonders häufig? Sammeln Sie „Diätkuren" aus Zeitschriften.

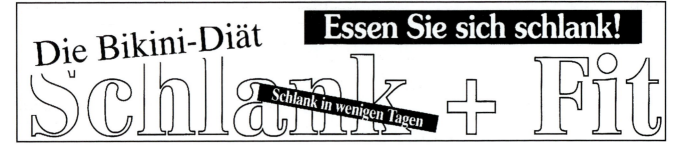

Gesunde Ernährung 15

Vollwertige Ernährung

Alle Lebensmittel kommen frisch und so naturbelassen wie möglich auf den Tisch. Es wird wenig Salz und kaum Zucker verwendet. Statt mit Zucker wird mit Honig, Sirup oder Trockenfrüchten gesüßt. Fleisch wird selten zubereitet. Dafür gibt es viel Getreide, Hülsenfrüchte, Obst und Gemüse. Beim Getreide vorzugsweise Produkte aus vollem Korn. Außerdem werden verstärkt Milchprodukte und Fisch gegessen.

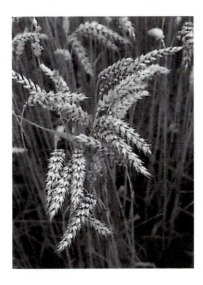

Die wichtigsten Regeln für die Zubereitung:

1. Es werden möglichst frische, unbehandelte Lebensmittel zubereitet.
2. Rohkost darf erst kurz vor dem Verzehr angerichtet werden.
3. Obst und Gemüse wird ungeputzt und unzerkleinert gewaschen, darf nicht lange im Wasser liegen und muß sofort weiterverarbeitet werden.
4. Die Speisen werden vorwiegend mit wenig Wasser oder Fett gedämpft oder gedünstet, nicht gekocht.
5. Viele frische Kräuter werden verwendet.
6. Gemüse, Reis und Nudeln müssen immer noch einen „kernigen Biß" haben.
7. Es werden kaltgepreßte Öle verwendet.
8. Der Körper benötigt viel Wasser, aber keinen Alkohol.

Auch Keime gehören zur Vollwertkost

Keimlinge enthalten wertvolle Nährstoffe. Aus dem getrockneten Samenkorn entwickelt sich in wenigen Tagen ein Keimling, in dem alle Substanzen für einen gesunden Stoffwechsel in sehr gut verwendbarer Form enthalten sind:
leichtverdauliche Fette, Kohlenhydrate, Eiweißstoffe, Ballaststoffe, Vitamine und Mineralstoffe.

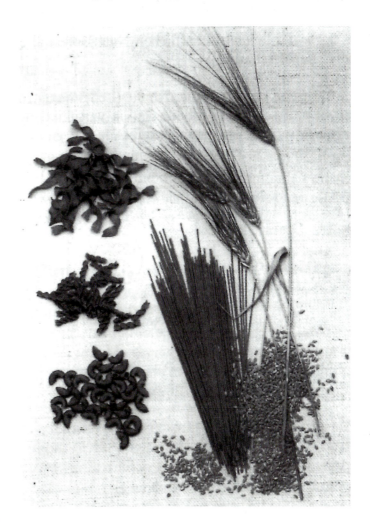

Der Nährstoffbedarf

Nähr- und Wirkstoffe	tägl. Bedarf für Jugendliche je kg Körpergewicht
Eiweiß	1,5 g
Fett	1,7 g
Kohlenhydrate	7,0 g
Mineralstoffe	wenige g
Vitamine	wenige mg

 1. Errechnen Sie Ihren eigenen Nährstoffbedarf.

Mein Körper benötigt tägl. ⬜ g Eiweiß, ⬜ g Fett, wenige g Mineralstoffe, wenige mg Vitamine und täglich ⬜ l Flüssigkeit.

15 GESUNDE ERNÄHRUNG

Alternative Ernährungsformen

Die wohl bekannteste Form ist die **vegetarische Kost**.

Vegetarier ist, wer keine Lebensmittel von getöteten Tieren zu sich nimmt (z.B. Speck, Schmalz).

Es gibt Vegetarier, die
- a) neben pflanzlichen Lebensmitteln auch Eier, Milch und Milchprodukte verzehren.
- b) auf Eier verzichten.
- c) alle tierischen Lebensmittel, auch Milch und Honig, ablehnen.

Die Vegetarier der Gruppen a und b ernähren sich bei richtiger Auswahl der Lebensmittel vollwertig.
Bei der letzten Gruppe kann es zu einer Unterversorgung an Nährstoffen und Vitaminen kommen, da tierische Produkte vollständig abgelehnt werden.

Diese Unterversorgung kann auch bei den übrigen alternativen Ernährungsformen vorkommen.

Schwangere, Stillende, Säuglinge und Kleinkinder sollten sich aufgrund ihres erhöhten Nährstoffbedarfs nicht ausschließlich von rein pflanzlichen Nahrungsmitteln ernähren. Auch bei älteren Menschen ist diese Form der Ernährung nicht empfehlenswert.

Tageskostplan eines Vegetariers:

1. Frühstück: Müsli aus:
Magermilchjoghurt, Frischobst, Rosinen, Sonnenblumenkernen, Honig, Haferflocken
2 Tassen Karo-Kaffee

2. Frühstück:
1 Scheibe Knäckebrot, Butter, Birne
1 Glas Orangensaft

Mittagessen: Reispfanne mit:
Möhren, Porree, Auberginen, Sojakeimen, Naturreis, Olivenöl
Rohkostsalat und 2 Gläser Mineralwasser

Zwischenmahlzeit:
1 Stück Kartoffel-Möhrentorte, 2 Tassen Kaffee

Abendessen: Kartoffelpuffer aus:
Kartoffeln, Vollkornmehl, Ei, Milch, Salz, Apfel und Zwiebel gerieben, Sonnenblumenöl
2 Gläser Tomatensaft

Spätmahlzeit:
Magermilchquark mit Erdbeeren

1. Teilen Sie die Klasse in „Vegetarier" und „Normalernährer". Diskutieren Sie das Für und Wider ihrer Ernährungsweise!

Ich ernähre mich   ,weil

2. Nennen Sie andere alternative Ernährungsformen und deren Zusammensetzung

GESUNDE ERNÄHRUNG 15

Bio-Ware

Die Schonung der Umwelt, die Pflege der Bodenfruchtbarkeit und die Erzeugung qualitativ hochwertiger Nahrung mit dem bewußten Verzicht auf Höchsterträge sind erklärte Ziele der kontrolliert-biologischen (kontrolliert-ökologischen) Landbauverfahren. Im ökologischen Anbau werden chemische Schädlings- und Unkrautbekämpfungsmittel nicht oder nur in Ausnahmefällen eingesetzt. Es wird organischer Dünger in Form von Mist und Kompost verwendet.

Durch diese Form des Anbaus soll:
der **Schadstoffgehalt des Bodens**, und so auch
der **Erzeugnisse verringert**,
die **Umweltbelastung gering** gehalten und
die **ländliche Struktur erhalten** werden.

In der Bundesrepublik werden etwa 0,2% der landwirtschaftlichen Nutzfläche alternativ bewirtschaftet. Die Betriebe des kontrolliert-biologischen Anbaus sind in verschiedenen Organisationen zusammengeschlossen, die gemeinsam mit der Stiftung Ökologischer Landbau ihren Vertragsbetrieben eine Bewirtschaftung unter Einhaltung bestimmter Richtlinien vorschreiben. Daneben hat jede Organisation ihre eigenen Richtlinien, die mit denen der anderen Organisationen oft nicht übereinstimmen.

Mit der Vergabe von Waren- bzw. Markenschutzzeichen übernimmt jede Organisation praktisch die Garantie für die Einhaltung dieser Rahmenrichtlinien.

Nur diese Schutzzeichen garantieren dem Verbraucher, daß die Produkte aus kontrolliert-biologischer Landwirtschaft stammen.

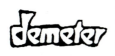 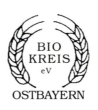 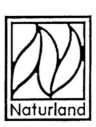 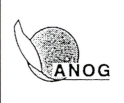

Lassen Sie sich nicht täuschen: Produktbezeichnungen wie **„Bio-"**, **„Land-"**, **„Natur-"**, **„natürlich"** oder **„biologisch"** sagen allein nichts über die Qualität aus und sind keine Garantie dafür, daß diese Produkte aus kontrolliert-biologischer Landwirtschaft stammen.

1. Vergleichen Sie die Preise von „normalen Produkten" und „Bio-Produkten" (Siehe Aufgabe S.17). Erklären Sie den Preisunterschied!

15 Gesunde Ernährung

Zubereitungsarten in der Vollwertküche

Gemüsebrühe

Frisch gekochte Gemüsebrühe ist in der Vollwertküche die delikate Alternative für Brühen aus Fleisch, Geflügel und Fisch.
Alle Gemüse putzen, waschen und möglichst fein zerkleinern. Die Vitamine, Mineralstoffe und Geschmacksstoffe der Gemüse können sich dadurch besser in der Brühe lösen.

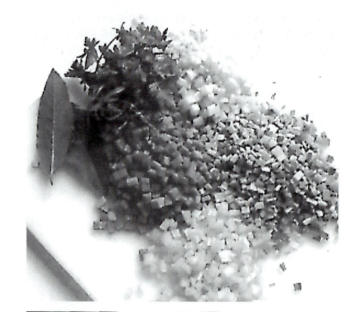

Kurzbraten

Kurze Garzeiten sind ein Prinzip der Vollwertküche. Die geputzten, gewaschenen Gemüse trockentupfen, bevor sie in die Bratpfanne gelegt werden, damit das Öl beim Braten nicht spritzt. Die Gemüse rasch von allen Seiten garen.

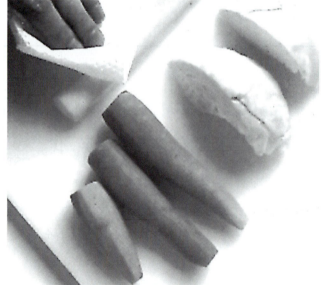

Blanchieren

Blanchieren ist ein kurzes Vorgaren von Gemüse.
Sehr zartes Gemüse wie Spinat wird durch Blanchieren vollkommen gar. Anders als in der klassischen Küche wird in der Vollwertküche das Blanchierwasser nicht weggeschüttet, da Vitamine und Mineralstoffe darin gelöst sind. Sie können es für eine Suppe verwenden oder eine Gemüsebrühe damit zubereiten. Deshalb sollten Sie das Wasser auch nur sehr sparsam salzen.

Die gewaschenen, geputzten Gemüse in das sprudelnd kochende Wasser legen und 5 Minuten kochen lassen.

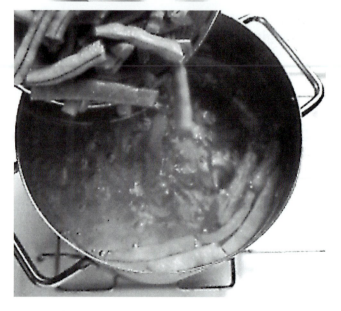

LEXIKON (AUSZUG) 16

alternativer Landbau

Aufbau und Entwicklung des Bodenlebens durch überwiegend organische Düngung; vielseitiger Anbau; weitgehender Verzicht auf Mineraldünger und auf chemische Bekämpfungsmittel gegen Unkräuter, Krankheiten und Schädlinge; Produktion gesundheitlich unbedenklicher und hochwertiger Lebensmittel.

Auszugsmehl

Auszugsmehle haben im Vergleich zu Vollkornmehl fast keine Nähr- und Ballaststoffe mehr, weil vor dem Mahlen der vitaminreiche Keimling und die Randschichten des Getreidekorns entfernt werden.

Ballaststoffe

sind die unverdaulichen Bestandteile pflanzlicher Nahrungsmittel. Sie befinden sich in den Zellwänden von Getreide, Gemüse und Obst. Ballaststoffe haben eine wichtige Funktion bei der Verdauung, da sie die Darmtätigkeit anregen. Ein Mangel an Ballaststoffen kann Krankheiten zur Folge haben, z.B. Fettstoffwechselstörungen, chronische Verstopfung.

Baustoffe

sind Nährstoffe, die dem Aufbau und der Erhaltung der Körpermasse dienen. Baustoffe sind: Eiweiß, Mineralstoffe und Wasser.

biologisch bedeutend

naturbelassene Produkte, die auch bei der Zubereitung nur so wenig wie möglich verändert werden.

blanchieren

Garmethode für zarte Gemüse wie beispielsweise Spinat oder Mangold beziehungsweise Vorgaren von Gemüse mit fester Struktur.

Brennstoffe

sind Nährstoffe, die dem Körper vorwiegend Energie liefern. Zu den Brennstoffen zählen Fette und Kohlenhydrate.

Duftstoffe

gehören ebenso wie Farb- und Geschmacksstoffe zu den Begleitstoffen in der Nahrung. Sie wirken appetitanregend.

Ergänzungswert

Essentielle Aminosäuren, die in einem Nahrungsmittel in geringer Menge vorkommen, können in einem anderen in großer Menge vorhanden sein.
Diese Nahrungsmittel können sich ergänzen, wenn man sie gleichzeitig zu einer Mahlzeit ißt. Beispiele: Weizenvollkornbrot mit Käse, Müsli aus geschroteten Weizenkörnern mit Quark oder Joghurt. Getreide- und Milchprodukte ergänzen sich gegenseitig zu hochwertigem Eiweiß.

Essentielle Fettsäuren

Fette bauen sich aus verschiedenen Fettsäuren auf. Der Ernährungswert eines Fettes wird vom Gehalt an mehrfach ungesättigten Fettsäuren bestimmt.
Linolsäure ist die wichtigste essentielle Fettsäure, sie kommt hauptsächlich in kaltgepreßten pflanzlichen Ölen vor.

Fett

energiereichster Nährstoff, wichtig für die Verwertung von und die Versorgung des Körpers mit fettlöslichen Vitaminen (Weizenkeim-, Sonnenblumen-, Soja- und Maiskeimöl sowie Butter) und essentiellen Fettsäuren (vor allem Distelöl, aber auch Sonnenblumen-, Weizenkeim- und Leinöl).

gar ziehen (pochieren)

Garen in wenig oder viel Flüssigkeit unter dem Siedepunkt, das heißt, bei Temperaturen von 75 °C bis 90 °C. Die Flüssigkeit darf nicht kochen, sondern sich an der Oberfläche höchstens leicht kräuseln.

Gemüse

Joule/kalorienarme Lebensmittel, die besonders viele Vitamine und Mineralstoffe liefern. Gemüse sollte reichlich und nicht nur gegart, sondern auch roh, zum Beispiel als Salat, gegessen werden. Am besten kombiniert man unter- und oberirdisch wachsende Pflanzen, damit sich die Vitalstoffe ersetzen.

Getreide

Im Keim sitzen Vitamine, Mineralstoffe und Fett mit der essentiellen Linolsäure sowie hochwertiges Eiweiß. Die Randschichten des Korns liefern neben Mineralstoffen noch reichlich unverdaute Ballaststoffe. Der Mehlkörper besteht vorwiegend aus Stärke, enthält aber auch Klebereiweiß, das zum Backen wichtig ist.

16 Lexikon (Auszug)

Getreideschrot

das aus dem ganzen Korn entstehende Mahlprodukt.

Grieß

wird aus Hartweizen oder Weichweizen hergestellt. Kaufen Sie möglichst Vollkorngrieß, der noch den Getreidekeimling enthält.

Hülsenfrüchte

Sammelbezeichnung der Samen von Hülsenfrüchten wie Erbsen, Bohnen, Linsen. Hülsenfrüchte enthalten reichlich Kohlenhydrate, Ballaststoffe und pflanzliches Eiweiß.

Joule

Der Energiegehalt der Nährstoffe wird in Kilojoule gemessen.

Kohlenhydrate

gehören zu den Grundnährstoffen. Mengenmäßig sind sie der wichtigste Nährstoff für den menschlichen Körper.

Mehl

Außer dem reinen Vollkornmehl mit einem Ausmahlungsgrad von 100% gibt es noch Mehle mit anderen Ausmahlungsgraden, die mit Zahlen, den sogenannten Typen, gekennzeichnet werden.
Je höher die Zahl und damit auch die Mehltype, desto höher ist auch der Ausmahlungsgrad des Mehles, wobei Weizenmehl und Roggenmehl immer verschiedene Typenbezeichnungen tragen. Hochausgemahlenes ist ernährungsphysiologisch wertvoller als niedrig ausgemahlenes, weil es mehr Bestandteile des ganzen Kornes enthält.

Mineralstoffe

sind anorganische Nahrungsbestandteile. Je nach Menge des Vorkommens im menschlichen Körper unterscheiden wir Mengen- und Spurenelemente. Mineralstoffe geben als Baustoff dem Skelett seine Festigkeit (Calcium und Phosphat), als Reglerstoffe beeinflussen sie die Gewebespannung (Natrium und Kalium); außerdem regeln sie Stoffwechselvorgänge (Eisen, Kupfer, Zink).

Nährstoffe

dienen dem Körper zum Aufbau und zur Erhaltung der Körpersubstanz.

Öl

flüssiges Pflanzenfett, bei dem die Bezeichnungen Pflanzen-, Speise-, Delikateß- oder Tafelöl eine Mischung aus verschiedenen Ölsaaten und/oder industriell vorbehandelte Öle kennzeichnen. Außerdem gibt es noch reine Öle bestimmter Pflanzen wie zum Beispiel Oliven, Sonnenblumenkerne, Disteln, Leinsamen, Kürbiskernen, Sesamsamen, Weizen- und Maiskeimen.

Rohkost

auch Frischkost genannt, ist roh zu verzehrendes, meist zerkleinertes Gemüse und/oder Obst, das mit Getreide, Nüssen, Samen und Kräutern angereichert werden kann. Rohkost sollte man grundsätzlich als Auftakt der Mahlzeit essen, weil sie die Verdauungssäfte anregt. Außerdem enthält Rohkost reichlich Ballaststoffe und zwingt zum gründlichen Kauen, was wiederum den Zähnen und dem Kiefer guttut. In Rohkost sind Vitamine und Mineralstoffe besonders reichlich enthalten.

Tofu

Sojabohnenquark, der in Asien seit Jahrhunderten zu den Grundlebensmitteln zählt und bei uns durch den Trend zu naturgemäßer Ernährung bekannt geworden ist. Tofu ist reich an hochwertigem pflanzlichem Eiweiß, leicht verdaulich, joule-/kalorienarm, enthält nur wenige Kohlenhydrate und ist so vielseitig zu verwenden wie kaum ein anderes Lebensmittel.

Vitamine

gelten als Wirkstoffe, denn sie haben Schutz- und Reglerfunktionen, die vom Körper nicht gespeichert werden können und deswegen in jeder Mahlzeit enthalten sein müssen; ihr Fehlen führt zu Mangelerscheinungen.

Vollkornprodukte

Lebensmittel, die sämtliche Bestandteile des Getreidekorn, jedoch nicht unbedingt ganze Körner enthalten.

Vollwerternährung

Grundregeln: Die Lebensmittel sollen naturbelassen und schadstoffarm sein. Bevorzugt werden Getreide und Getreideprodukte, pflanzliche Nahrungsmittel, hochwertige Milchprodukte, naturbelassene Fette. Zu meiden sind Auszugsmehle, Zucker, Genußmittel, Fleisch- und Wurstwaren.

NÄHRWERTTABELLE
(AUSZUG)

17

Lebensmittel (je 100 g verzehrbarer Anteil)	Energie	Hauptnährstoffe			Vitamine			
		Eiweiß	Fett	Kohlen-hydrate	A	B_1	B_2	B_6
	kJ	g	g	g	µg	mg	mg	mg
Milch								
Kuhmilch, H-Milch, 3,5% Fett	267	3,3	3,5	4,8	31	0,04	0,18	0,05
H-Milch, fettarm, 1,5% Fett	195	3,4	1,5	4,9	13	0,04	0,18	0,05
Trinkmilch, entrahmt	144	3,5	0,1	4,9	1	0,04	0,19	0,05
Milchprodukte								
Buttermilch	144	3,5	0,5	4,0	9	0,03	0,16	0,04
Joghurt aus Magermilch	133	3,5	0,1	4,2	2	0,03	0,19	0,05
Kefir[a] aus Trinkmilch, 3,5% Fett	254	3,3	3,5	4,0	31	0,03	0,18	0,05
Käse								
Feta, 40% Fett i. Tr.	910	18,4	16,0	+	180	0,04	0,30	0,10
Frischkäse mit Kräutern, 60% Fett i. Tr.	1049	8,5	23,0	2,4	250	0,02	0,23	0,06
Edamer, 45% Fett i. Tr.	1360	24,1	25,4	+	280	0,04	0,30	0,06
Gouda, 40% Fett i. Tr.	1253	24,7	22,3	+	250	0,04	0,30	0,07
Eier und Trockeneipulver								
Hühnerei (Gesamtinhalt)	667	12,9	11,7	0,6	202	0,13	0,35	0,12
Tierische Fette und Öle								
Butter (Süß- und Sauerrahm)	3156	0,7	83,2	0,7	653	0,01	0,02	0,01
Rindertalg	3647	0,8	96,5	0	280	0	0	*
Pflanzliche Fette und Öle								
Erdnußöl	3746	0	99,4	0,2	0	*	*	*
Leinöl	3747	0	99,5	0	*	*	*	*
Olivenöl	3754	0	99,6	0,2	120	0	0	0
Seefische								
Hering	986	8,2	17,8	+	38	0,04	0,22	0,45
Kabeljau (Dorsch)	306	17,4	0,4	+	10	0,06	0,05	0,20
Makrele	751	18,8	11,6	+	100	0,14	0,35	0,63
Scholle	358	17,1	1,9	+	3	0,21	0,22	0,22
Thunfisch	943	21,5	15,5	+	450	0,16	0,16	0,46
Süßwasserfische								
Aal, Flußaal	1174	15,0	24,5	+	980	0,18	0,32	0,28
Karpfen	482	18,0	4,8	+	44	0,07	0,05	0,15
Lachs	845	19,9	13,6	+	41	0,18	0,16	0,98
Fischdauerwaren								
Brathering	854	16,8	15,2	+	20	0,01	0,13	*
Lachs, geräuchert	1317	28,5	19,4	+	89	0,20	1,80	*
Matjeshering	1119	16,0	22,6	+	*	*	*	*
Geflügel								
Ente	951	18,1	17,2	+	*	0,30	0,20	*
Gans	1430	15,7	31,0	+	65	0,12	0,26	0,58
Huhn, Brathuhn	695	19,9	9,6	+	10	0,08	0,16	0,50
Puter (Truthahn), ausgewachsene Tiere	886	19,2	15,0	+	13	0,10	0,18	*
Kalbfleisch								
Kotelett	470	21,1	3,1	+	+	0,14	0,26	0,40
Schweinefleisch								
Bauch	1361	14,0	29,0	+	*	*	*	*
Filet	445	21,5	2,0	+	*	1,10	0,31	*
Kotelett	626	20,3	7,6	+	9	0,80	0,19	0,50
Schnitzel (Oberschale)	443	22,2	1,9	+	*	0,80	0,19	0,39
Kasseler	990	20,9	17,0	+	+	*	*	*
Fleisch- und Wurstwaen								
Bockwurst	1159	12,3	25,3	+	*	*	*	*
Fleischwurst	1239	9,9	28,5	0	*	0,20	0,25	*
Jagdwurst	858	14,8	16,2	+	0	0,11	0,12	*
Leberwurst, grob	1366	15,9	29,2	+	8,3 mg	0,20	0,92	*

17 NÄHRWERTTABELLE (AUSZUG)

Lebensmittel (je 100 g verzehrbarer Anteil)	Energie	Hauptnährstoffe			Vitamine			
		Eiweiß	Fett	Kohlenhydrate	A	B_1	B_2	B_6
	kJ	g	g	g	µg	mg	mg	mg
Getreide, Mehle								
Buchweizen, Grütze	1442	8,1	1,6	72,6	0	0,28	0,08	0,40
Gerste, Korn[a]	1316	10,6	2,1	63,3	0	0,43	0,18	0,56
Grünkern (dinkel), Korn	1340	11,6	2,7	62,4	0	0,30	0,10	0,30
Hirse, Korn[a]	1478	10,6	3,9	69,0	0	0,26	0,14	0,52
Reis, poliert, parboiled, roh	1441	6,5	0,5	78,4	0	0,44	0,33	*
Weizen, Korn	1274	11,4	2,0	61,0	3,3	0,46	0,11	0,27
Mehl, Type 405	1419	10,6	1,0	71,0	+	0,06	0,03	0,18
Mehl, Type 550	1419	10,9	1,1	70,8	+	0,11	0,08	0,10
Backwaren								
Roggenbrot	904	6,2	1,0	45,7	0	0,18	0,12	0,20
Weißbrot	995	7,5	1,2	48,0	*	0,09	0,06	0,02
Knäckebrot	1327	10,0	1,5	66,0	0	0,20	0,18	0,30
Pumpernickel	761	6,8	1,0	36,5	*	0,05	0,08	0,10
Hülsenfrüchte								
Bohnen, weiß	1228	22,0	1,6	40,0	67	0,50	0,20	0,41
Erbsen	1138	23,0	1,4	41,2	13	0,76	0,27	0,12
Linsen	1296	23,5	1,4	52,0	17	0,45	0,26	0,60
Sojabohnen	1350	33,7	18,1	6,3	63	1,00	0,50	1,0
Sojasprossen	206	5,0	1,2	4,6	4	0,20	0,12	*
Samen und Nüsse								
Erdnuß	2390	26,0	48,1	8,3	+	0,90	0,15	0,44
Haselnuß	2692	13,0	61,0	11,4	4	0,40	0,20	0,31
Kokosnuß, reif	1519	3,9	36,5	4,8	*	0,05	0,02	0,06
Gemüse								
Blumenkohl, roh	97	2,4	0,3	2,7	2,1	0,10	0,11	0,20
Bohnen, grün, roh	148	2,4	0,2	5,1	60	0,08	0,11	0,28
Broccoli, roh	100	3,5	0,2	2,8	143	0,10	0,20	0,17
Broccoli, gekocht	92	2,8	0,2	2,0	*	0,09	0,18	*
Chicorée	68	1,3	0,2	2,3	572	0,05	0,03	0,05
Erbsen, grün, roh	290	5,8	0,4	10,6	50	0,32	0,15	*
Kohlrabi, roh	106	2,0	0,1	3,7	33	0,05	0,05	0,07
Kopfsalat, roh	50	1,3	0,2	1,1	240	0,06	0,08	0,06
Möhren (Karotten), roh	113	1,1	0,2	5,2	1,6 mg	0,07	0,05	0,3
Rotkohl	86	1,5	0,2	3,2	2,5	0,07	0,05	0,15
Pilze								
Champignon (Zucht-)	62	2,7	0,3	0,7	1,7	0,10	0,45	0,06
Pfifferling	48	1,6	0,5	0,2	217	0,02	0,23	*
Obst								
Apfel, ungeschält, roh	224	0,3	0,6	10,4	4,3	0,04	0,03	0,1
Apfelsine, roh	183	1,0	0,2	8,3	11	0,09	0,04	0,1
Banane, roh	341	1,1	0,2	21,4	8,0	0,05	0,06	0,37
Alkoholische Getränke								
Alkoholfreies Schankbier (0,04–0,6°)[b]	119	0,3	0	5,4	0	+	0,02	0,04
Altbier (5°)[b]	180	0,5	0	*	0	+	0,05	*
Doppelbockbier, dunkel (8°)[b]	289	0,8	0	*	0	+	0,06	*
Leichtbier, untergärig (2,5–3,0°)[b]	113	0,4	0	2,0	0	+	0,02	*
Pilsener Lagerbier (5°)[b]	179	0,5	0	3,1	0	+	0,03	0,06
Alkoholfreie Getränke								
Cola	237	3,3	*	10,9	0	*	*	*
Limonade	206	–	–	12,0	–	–	–	–
Süßwaren und Süßspeisen								
Gummibärchen, 100g	1377	6,0	*	76,0	*	*	*	*
Zucker	1680	0	0	100	0	0	0	0

+ = in Spuren   * = keine Daten   a = entspelzt
b = Quelle: Prof. Dr. A. Piendl, persönl. Mitteilung, Freising-Weihenstephan, 1988; die Höhe des Alkoholgehalts, ausgedrückt in Volumenprozent (X°), wurde auf der Basis von Angaben in g/100g errechnet.